Marc Schrake

Sportsucht – Erstellung eines Betreuungskonzeptes

Bachelor + Master
Publishing

Schrake, Marc: Sportsucht - Erstellung eines Betreuungskonzeptes, Hamburg, Diplomica Verlag GmbH 2012
Originaltitel der Abschlussarbeit: Sportsucht - Erstellung eines Betreuungskonzeptes

ISBN: 978-3-86341-368-2
Druck: Bachelor + Master Publishing, ein Imprint der Diplomica® Verlag GmbH, Hamburg, 2012
Zugl. Deutsche Hochschule für Prävention und Gesundheitsmanagement, Saarbrücken, Deutschland, Bachelorarbeit, 2012

Bibliografische Information der Deutschen Nationalbibliothek:
Die Deutsche Nationalbibliothek verzeichnet diese Publikation in der Deutschen Nationalbibliografie; detaillierte bibliografische Daten sind im Internet über http://dnb.d-nb.de abrufbar.

Die digitale Ausgabe (eBook-Ausgabe) dieses Titels trägt die ISBN 978-3-86341-868-7 und kann über den Handel oder den Verlag bezogen werden.

Inhaltsverzeichnis

1 Einleitung und Problemstellung

Der gesundheitliche Effekt von Sport wird uns Tag täglich durch die Medien und die Literatur vermittelt. Es geht hervor, dass Sport auf den Körper und die Seele hat einen positiven Effekt hat: das Risiko an koronare Herzkrankheiten zu erkranken vermindert sich, Sport trägt zum Körpergewichtsmanagement bei, verbessert die Muskelaktivität und die Beweglichkeit eines Menschens. Dies hat zur Folge, dass der Mensch leistungsfähiger wird und sich das Risiko, an Rückenleiden zu erkranken, verringert (ADAMS et. al, 2003, S. 93). Ein weiteres Thema in den Medien ist das Streben nach dem perfekten Körper. Der perfekte Körper wird in den Medien als ein Muss für jeden dargestellt. Dazu sagte MEYER (o. J.):

> „Der perfekte Körper erfährt in den Medien immer größere Aufmerksamkeit, alle erdenklichen Schönheitsoperationen füllen das Nachmittagsprogramm im Fernsehen, Fitnesstraining, Aerobic und Diäten haben eine Bedeutung erlangt, die nur noch damit erklärbar ist, dass der perfekte Körper ein Statussymbol geworden ist, das viele andere konventionelle Statussymbole in den Schatten stellt." (siehe Anhang 1)

Die Menschen versuchen alles, um diesen Idealen zu entsprechen und fangen an in ein Fitnessstudio zu gehen, um sich dort den perfekten Körper anzutrainieren.

Was passiert aber, wenn Sport zur Sucht wird? Wenn der Athlet 200 km in der Woche zurücklegt oder mehrere Stunden im Fitnessstudio verbringt? Die Sportler steigern täglich ihr Pensum und missachten dabei körperliche Warnsignale. Um der Sucht nachzugehen, um die Warnsignale zu ignorieren, werden sogar die Schuhe aufgeschnitten, damit sie nicht so drücken (SCHACK, T., WDR-Interview, 11.05.2007). Bei einem solchen intensiven Sporttreiben klingt das ganze nicht mehr nach gesundem Sportverhalten, sondern nach purer Quälerei und beschreibt auch eine Krankheit, bei der die Betroffenen jegliches Maß für gesunde Bewegung verloren haben. Dieses Phänomen wird als Sportsucht bezeichnet. Laut Expertenschätzungen leiden in Deutschland etwa 1% der Freizeitsportler unter dem Phänomen der Sportsucht. Die Dunkelziffer dürfte, wie bei den meisten Zahlen zu Suchtabhängigen, weitaus höher liegen. Viele davon trainieren in einem Fitnessstudio. In amerikanischen Fitnessstudios haben solche Mitglieder schon längst einen Namen. Dort werden sie als „permanent residents" bezeichnet, deren Zuhause das Trainingscenter ist. Die Experten sind sich einig, dass die Zahl der Betroffenen steigen wird (JORDEN, 2011, S.68). Diese Arbeit soll verdeutlichen, was Mitarbeiter tun können, damit das Phänomen der Sportsucht sich nicht weiter ausbreitet und wie einem Sportsüchtigen geholfen werden kann. Bei so viel Zeit, wie die süchtigen Menschen mit Sport verbringen, kommt es auf die richtige Betreuung an. MEIER sagt dazu: „Eine gute Betreuung scheint damit ein entscheidender Faktor für die Erfolgssicherung zu sein." (MEIER, 2006, S. 278). Da es zu einer wachsenden Anzahl an Sportsüchtigen in einem Fitnessstudio kommen wird, sollte ein hoher Stellenwert auf die Präventionsarbeit in einem Fitnessstudio gelegt werden.

2 Zielsetzung

Der größte Teil der Sportsüchtigen trainiert in einem Fitnessstudio. Sie absolvieren mehrere Stunden auf den Trainingsgeräten ihre Trainingseinheiten und verlangen ihrem Körper alles ab. Sie ignorieren dabei Schmerzsymptome und trainieren bis sie ihrer Sucht nachkommen. Diese vorliegende Arbeit hat zum Ziel ein Betreuungskonzept für diese Personen zu erstellen, sodass die Trainer solche Sportbegeisterten optimal betreuen können. Welche Aufgaben kommen auf den Trainer zu und was können die Mitarbeiter tun, um den Sportsüchtigen wieder zurück zum normalen Sporttreiben zu begleiten. Dabei wird auch herausgearbeitet, welche Präventionsmaßnahmen von Trainern und Studiomitarbeitern durchgeführt werden können, um Sportsüchtige zu identifizieren und sie anschließend zu betreuen. Bevor ein Betreuungskonzept mit Präventionsmaßnahmen entwickelt werden kann, ist es erst einmal wichtig zu untersuchen, was „Sportsucht" ist, wer davon betroffen ist, welche Merkmale und Entzugserscheinungen diese hat und wie sich die Sportsucht entwickelt.

3 Gegenwärtiger Kenntnisstand

Die Sportsucht wurde 1970 von Baekeland zufällig in einem Experiment festgestellt. Er wollte herausfinden, welche Auswirkungen ein Sportentzug von einem Monat, auf das Schlafverhalten und die Psychische eines Menschen, hat (HAUSENBLAS/DOWNS, 2002, S. 110). Dabei fand er heraus, dass viele Sportler selbst durch finanzielle Entschädigung nicht an seiner Studie über Sport und Schlafen teilnehmen wollten, da sie nicht auf ihren Sport verzichten konnten. Das war der Grund, weshalb Baekeland annahm, dass es sich im Experiment um eine Art Sportabhängigkeit handeln würde und dass dieses exzessive Sporttreiben die Kriterien einer Abhängigkeit erfüllt (KLEINERT/BREUER, 2009, S. 191). Mitte der 90er Jahre wurde die Sportsucht in der Öffentlichkeit und Wissenschaft publik (JORDEN, 2011, S. 56).

3.1 Definition Sportsucht

BUCHNER (2010, S. 54) spricht von Sportsucht „wenn das Betreiben des Sportes das zentrale Motiv im Leben des Betroffenen geworden ist und man nach 24-36 Stunden ohne sportliche Betätigung Entzugserscheinungen zeigt. Die Teilnahme am Sport beeinflusst und kontrolliert dabei jeden Aspekt des Lebens".

WEINBERG/GOULD (1995, S. 370) definieren Sportsucht als „addiction, of a psychological and / or physiological nature, upon a regular regimen of physical activity which is characterized by withdrawal symptoms after 24 to 36 hours without exercise".

BRANDHOFF (2011, S. 35) definiert Sportsucht wie folgt: „Das Streben nach Sport bekommt Suchtcharakter, übernimmt die Kontrolle der eigenen Verhaltenssteuerung und wird dominant. Alle anderen Interessen werden zur Seite geschoben."

Die Sportsucht gehört zu den stoffungebundenen Süchten und fällt unter die Kategorie der Verhaltenssüchte. Sie kann in ihrer Form in sämtlichen Sportarten auftreten. Menschen die von der Sportsucht betroffen sind, leiden unter dem zwanghaften Drang sich sportlich betätigen zu wollen (HAUSENBLAS/DOWNS,

2002, S. 89, zitiert nach MORGAN, 1979, S. 61). Sie steigern das Pensum von Mal zu Mal und ignorieren körperliche Warnsignale (Schmerzen, Erschöpfungserscheinungen). Da die Sportsucht zur Verhaltenssucht zählt und diese Form der Sucht kein eigenständiges Störungsbild besitzt, wurde diese Form bisher noch nicht im International Statistical Classification of Diseases and Related Health Problems (ICD-10) und auch noch nicht im Diagnostic and Statistical Manual of Mental Disorders (DSM- IV-TR) gelistet. So ist es schwer Diagnosekriterien für solche eine Sucht zu entwickeln. Dies hat zur Folge, dass die Sportsucht keine international anerkannte psychische Störung ist. Eine Ausnahme stellt dabei das „pathologische (Glücks-)spiel" dar, welches unter die Kategorie der Persönlichkeits- und Verhaltenstörung fällt. Laut ICD-10 wird das Pathologische Glücksspiel als „abnorme Gewohnheit und Störung der Impulskontrolle klassifiziert, sowie durch DSM-IV- TR als „nicht nähere Störung der Impulskontrolle" klassifiziert (GRÜßER-SINOPOLI, 2005, S. 4 ff.).

Männer und Frauen sind unterschiedlich von der Sportsucht betroffen. Bei den Männern dreht es sich eher um die Muskelsucht (Adonis Komplex) und bei den Frauen ist es wichtig dem gängigen Schönheitsideal zu entsprechen (Anorexia Athletica). Dabei sind beide Geschlechter in unterschiedlichen Lebensphasen vermehrt empfänglicher für die Sportsucht. Bei den Frauen liegt das Einstiegsalter zwischen 15 und 25 Jahren und bei Männern zwischen dem 30. und 50. Lebensjahr. HEIM (2007, S. 168) sagt dazu „Beim ‚starken' Geschlecht ist der Sport oft Kompensation für andere Probleme, etwa einer nachlassenden Potenz oder einen Karrieresprung".

Um die Sportsucht näher zu analysieren, müssen zunächst einmal die Ursachen betrachtet werden.

3.2 Ursachen der Sportsucht

Als das Thema um die Sportsucht bekannt wurde, haben sich einige Veröffentlichungen und Studien mit dem Thema der Sportsucht beschäftigt. Durch die ständige steigende Anzahl an Marathonläufen, sowie die wachsende Anzahl an Teilnehmern wurde zuerst das Suchtverhalten im Zusammenhang mit der Laufbewegung untersucht. Im Jahre 2003 gab es rund 110 Marathonläufe in Deutschland (siehe Tabelle 1). Im Jahre 2011 waren es hingegen schon an die 200 Marathonläufe in Deutschland.

Tabelle 1: Marathonläufe in Deutschland (SCHROETER-JANßEN, 2011)

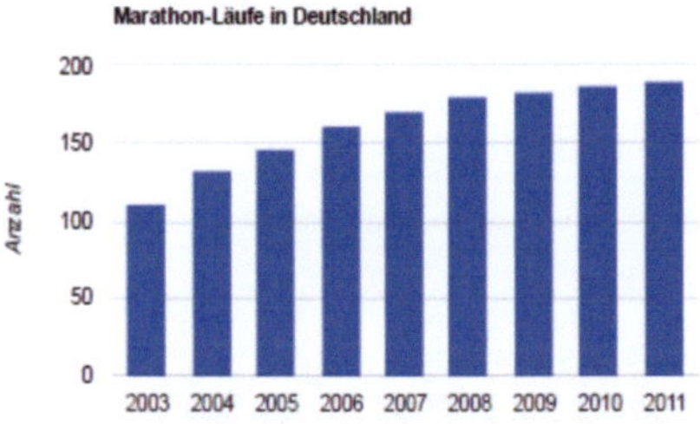

Seit 1983 gab es eine ständig wachsende Zahl an Marathonteilnehmern.

Tabelle 2: Berlin Marathon Teilnehmer

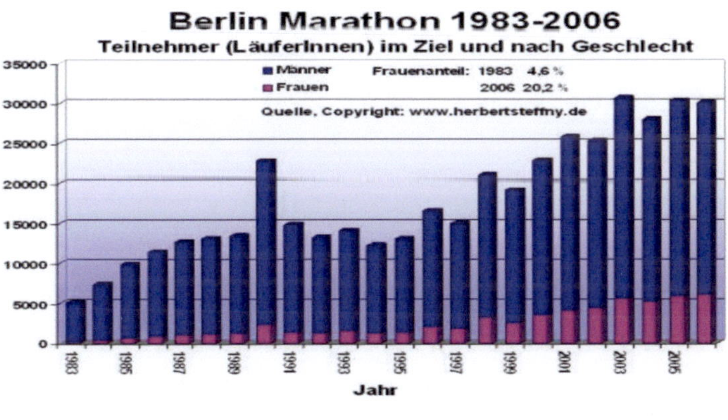

Auf diesen rasanten Anstieg folgten Triathlonwettbewerbe und inzwischen immer härtere Wettkämpfe mit extremeren Herausforderungen an die Ausdauerleistungsfähigkeit der Teilnehmer (ALFERMANN/STOLL, 2010, S. 341). Inzwischen gibt es schon den Iron-man oder den Ultratriathlon, welcher sich aus 3,8 km Schwimmen, 180 km Radfahren und anschließend ein Marathon zusammensetzt. Es gibt sogar gesteigerte Varianten, welche von der Drei- bis zur Zehnfachen Distanz, die sich über mehrere Tage hinziehen, überboten werden. Im Zusammenhang mit dieser Entwicklung der Marathonläufe haben sich Sportmediziner und Sportpsychologen die Frage gestellt „Was bewegt die Menschen dazu, solch eine Distanz zurückzulegen und täglich Strecken zu laufen von 20 bis hin zu 100 km. Eine weitere Frage dabei ist, was den Personen dabei hilft, diese Distanzen zu überwinden. Mitte der 70er Jahre wurde der Begriff Laufsucht oder running Addiction von Dr. Willim Glasser als Erklärungsansatz herangezogen. 1976 schrieb Dr. Glasser auch ein Buch mit dem Titel "Positiv Addicition" (SCHACK, 2000, S. 2). Dieser positive Begriff wurde relativiert als man in der Forschung feststellte, dass einige Sportler während gezwungener Pausen (z. B. Verletzungen und Krankheiten) spezifische Deprivationssymptome (Schlafmangel, Unwohlsein etc.) entwickelten und entgegen ärztlicher Anordnungen weitertrainierten (ALFERMANN/STOLL, 2010, S. 342). Von rauschartigen Erlebnissen berichten die Sportler nach einer Ausdauerbelastung. Sie beschrieben ihre Gefühle wie Schwerelosigkeit, ungebrochener Glaube an die eigene Kraft usw. Dieses Phänomen ist auch bekannt als Runners High, welcher von Pargman und Baker 1980 geprägt wurde (DIETRICH/MCDANIEL, 2004, S. 537 zitiert nach PARGMAN/BAKER, 1980, S. 342). Ein weiteres Phänomen ist der "Second Wind" oder auch "Runner hit the wall-Phänomen" genannt. Solche Stimmungsschwankungen sind mit einem Flash oder High bei stoffgebundenen Süchten vergleichbar. Als Erklärung solcher Zustände wurde die Theorie angenommen, dass der Körper in der Lage sei, Substanzen auszuschütten, die es dem Sportler erlauben, Belastungen und Schmerzen besser zu ertragen. 1973 entdeckten drei Forscher-Teams verschiedener Nationen unabhängig voneinander endogene Opioide. Besonders die körpereigenen Opiate, wie das ß-Endorphin. Das ß-Endorphin trägt zur Regulierung von Schmerzen, Belastungsempfinden und der Entstehung von rauschähnlichen Bewusstseinwahrnehmungen bei. Dadurch wurde das ß-Endorphin als Ursache von einem Runners High deklariert (ALFERMANN/STOLL, 2010, S. 342).

In dem nächsten Abschnitt wird herausgearbeitet, inwiefern das ß-Endorphin zu einer Sucht beiträgt. In Abgrenzung zu dem Erklärungsmodell werden weitere Begründungsfaktoren zur Entstehung von Süchten herangezogen werden.

3.2.1 ß-Endorphin Hypothese

Verschiedene Untersysteme des Zentralnervensystems des Menschen kommunizieren mit Hilfe von chemischen Substanzen. Opiode, z. B. Endorphine sind dabei eine spezifische Gruppe solcher Neurotransmitter. Ein Endorphin, welches berühmt wurde für seine schmerzlindernde Wirkung ist das ß-Endorphin (XIE et al., 1990, S. 3180 ff. und GOLDSTEIN/COX, 1977, S. 11 ff.).

In den Studien stellte sich heraus, dass eine Belastungsintensität für die vermehrte Ausschüttung von ß-Endorphinen oberhalb von 4 mmol Laktat/Liter Blut liegen muss oder eine Belastungsdauer von etwa einer Stunde. Solche intensiven Belastungen können nur von sehr trainierten Sportlern durchgeführt und durchgehalten werden. Die vermehrte Ausschüttung von ß-Endorphinen konnte in verschiedenen Studien nicht belegt werden (vgl. KREAMER et al., 1989, S. 146 ff. und HARBACH et al., 2006, S. 73ff.). Somit muss der Erklärungsversuch über die ß-Endorphin-Hypothese eingeschränkt werden. WELSCH (1993, S. 40) fand in einer Studie heraus, dass es während eines Triathlons zu einer Reduktion der Ausschüttung von ß- Endorphinen kam.

Ein Problem an der Hypothese ist, dass ß-Endorphine auch in der Körperperipherie vorhanden sind und dort ausgeschüttet werden. In allen Studien zum Nachweis von ß-Endorphinen wurde Blut aus der Körperperipherie entnommen. Deshalb kann von der euphorisierenden und lindernden Wirkung von ß-Endorphinen im Gehirn nicht gesprochen werden. Zunächst müsste geklärt werden, inwieweit Endorphine überhaupt die Blut-Hirn-Schranke während aerober Belastungen überwinden (ALFERMANN/STOLL, 2010, S. 342). Die meisten Studien über die Wechselbeziehungen zwischen Ausdauerbelastungen, Endorphinausstoß und Stimmungsveränderungen sind mit methodischen Fehlern behaftet (SCHLICHT 1995, S. 72 und ZIEMEINZ et al.2000, S. 22).

Da die ß-Endorphin-Hypothese nicht greifen konnte, gab es die Annahme, dass eine spezifische Persönlichkeitsstörung zu einer Abhängigkeit führen würde.

3.2.2 Suchtpersönlichkeit

Viele empirische Arbeiten zeigten aber auf, dass sich spezifische Persönlichkeitsmerkmale von Ausdauersportlern (auch im Ultralangstreckenbereich) zumindest auf der Ebene globaler Persönlichkeitseigenschaften nicht finden lassen

(ALFERMANN/STOLL, 2010, S. 343). In einer Arbeitsgruppe um Heather Hausenblas konnten im Rahmen einer Befragungsstudie zur Persönlichkeit und Sportsucht in Bezugnahme von Persönlichkeitsdimensionen Sportsuchtsymptome prognostiziert werden (HAUSENBLAS / GIACOBBI, 2004, S. 1265 ff.). In der selben Arbeitsgruppe entsprang auch die EDS (Exercise Dependence Scale). Weitere Untersuchungen von Hausenblas von insgesamt 77 Studien zur Sportsucht in Verbindung mit der Persönlichkeit ergaben, dass aufgrund inadäquater Diagnostik sowie der Nutzung von Querschnittsuntersuchungen auch nur eingeschränkt Schlussfolgerungen gemacht werden können (ALFERMANN/STOLL, 2010, S. 344).

3.2.3 Dopamin- und Katecholamin-Hypothese

LESHNER (2003, S. 192) kommt zu dem Fazit, dass eine Abhängigkeit, egal welcher Art, eine Hirnkrankheit ist. In Tierversuchen wurde festgestellt, dass unser Verhalten auf ein hochkomplexes Belohnungssystem zurückzuführen ist. Dies beruht auf dem Botenstoff Dopamin, der auch bei Stimulationen durch Geschlechtsverkehr, durch Nahrungsaufnahme und auch bei Erfolgserlebnissen eine wichtige Rolle spielt. Es entwickelt sich ein Wiederholungseffekt und das Individuum suchte ständig nach dieser positiven Stimulierung. Für diese Wirkung ist das zyklische Adenosinmonophosphat-System verantwortlich, welches dadurch eine zentrale Rolle einnimmt. „Unser Gehirn passt sich also dem Konsumverhalten biologisch an“ (ALFERMANN/STOLL, 2010, S. 347). Ebenfalls passt sich auch die Anzahl der Rezeptoren, die im Laufe der Zeit zunehmen und welche auf die Droge reagieren, mit an. Daraus resultiert, dass Abhängige eine immer stärkere Dosis der Droge benötigen, bis die gewünschte Wirkung einsetzt und Dopamin ausgeschüttet wird. Bleibt die Stimulation aus, kann es unter anderem zu schlechter Laune, Depressionen und Gereiztheit führen, bis die Anzahl der Rezeptoren auf die ursprüngliche Anzahl zurückgekehrt ist (LESHNER, 2003, S. 190ff.). Diese Dopaminhyptohese passt eher zu der Annahme, Auslöser einer Sportsucht zu sein. Sportsüchtige versuchen immer wieder einen wünschenswerten Zustand zu erfahren und diesen immer wieder aufzusuchen (ALFERMANN/STOLL, 2010, S. 348).

Die Katecholamin-Hypothese besagt, dass beim Sport Adrenalin und andere Neurotransmitter im Körper ausgeschüttet werden, die für eine Regulierung der Aufmerksamkeit, Stimmung, Bewegung und Stressreaktion im Körper verantwortlich sind. Sie sollen damit eine euphorisierende Wirkung auf den Sportler haben (CASTILLON, 2007, S. 14).

3.3 Formen der Sportsucht

3.3.1 Anorexia Athletica

Die Anorexia Athletica wurde erstmals von SMITH (1980, S. 139 ff.) geprägt. Diese Form der Essstörung ist ausschließlich sportinduziert. Sie tritt häufig in den Sportarten wie Ballett, Skispringen oder Bodenturnen auf. Nach CLASING (1996, S. 19) gehört die Anorexia Athletica medizinisch gesehen nicht zu den psychischen Erkrankungen, jedoch besteht die Gefahr in eine Anorexia Nervosa abzugleiten. Hauptmerkmal bei dieser Form der Sportsucht ist eine kopfgesteuerte Gewichtsabnahme, bei der die täglich aufgenommene Energiemenge nicht dem täglich erforderlichen physischen Bedarf im Sport entspricht (HOFFMANN, 2009, S.6). Dieses gezielte Abnehmen dient der Optimierung der sportlichen Leistungsfähigkeit. Ein bekannter Fall aus dem Skispringen ist Martin Schmidt, der unter der Form Anorexia Athletica litt.

Die Beurteilung des eigenen Körpers bei dieser Form der Sportsucht erfolgt durch den Vergleich mit anderen Konkurrenten oder Konkurrentinnen oder Idealen (LEBENSTEDT et al., 2004, S. 35). Die sportliche Leistung dauerhaft aufrecht zu erhalten und nicht das Dünn sein an sich, ist das Ziel der Athleten. Der Erfolg suggeriert, dass ihr verändertes Essverhalten richtig ist, also ziehen die Betroffenen mit einem starken Willen diese Umstellung durch. Wenn das Verhältnis von Körpergewicht und sportlicher Leistungsfähigkeit vom Sportler missachtet wird, kann dies zu gesundheitlichen Störungen und zu einer Leistungsabnahme führen (WANKE et al., 2007, S. 374).

3.3.2 Adonis Komplex

Unter Muskeldysmorphie (Adonis Komplex) versteht man die Sucht nach dem perfekten und makellosen Körper. Es geht dabei um den ständigen Zwang sich Muskeln anzutrainieren. Das Ziel ist es dabei die perfekte Körperform zu erreichen. Immer mehr Männer wollen einen durchtrainierten Körper und leiden unter einer verzerrten Köperwahrnehmung(STEINS, 2007, S.83). Die Lösung in ihrem Problem ist Sport, proteinreiche Kost und sogar verbotene Substanzen wie Steroide. Steroide haben psychische Nebenwirkungen wie Stimmungsschwankungen und Aggressionen. Es wird berichtet, dass Männer im Testosteronrausch Gewalttaten verübt haben. Es kann aber auch zu Einschränkungen im Wahrnehmungs- und Urteilsvermögen kommen. Durch die Einnahme von Steroiden kann sich eine Person in ihrer Persönlichkeit im Laufe der Zeit verändern (STEINS, 2007, S. 83).

3.3.3 Ausdauersucht

Die Lauf-/Ausdauersucht ist die am längsten erforschte Form der Sportsucht. In diesem Bereich liegen bereits zahlreiche medizinische und/oder psychologische Studien vor. Hintergrund ist der, in den USA in den 1970er Jahre entstanden und in Europa fortgeführte, Lauftrend. Die Laufbewegung erfreut sich einer immer steigenden Teilnehmerzahl, mit immer längeren Strecken und einer rasanten Entwicklung. Früher wurde ein Marathon noch als passable Herausforderung angesehen, heutzutage nehmen Personen z. B. 100 km Herausforderungen an und sind mehr als 10 Stunden unterwegs. Von sportmedizinischer und sportpsychologischer Seite wurde hinterfragt, was Menschen dazu bewegt, solche Strecken zu laufen und was ihnen dabei hilft, solche Distanzen zu überwinden. Ende der 1970er- Jahre wurde dann von MORGAN (1979) der Begriff „Exercise Addiction“ oder auch Laufsucht geprägt. Dieser Begriff wurde verstärkt, als in Studien festgestellt wurde, dass einige Sportler während erzwungener Trainings- und Wettkampfpausen (durch Verletzungen oder Krankheit) weitertrainierten und spezielle Deprivationssymptome entwickelten. Das Ziel dabei ist es den “Runners High“-Punkt oder den “Second Wind“ zu erreichen. Der „Second Wind“ tritt zum Beispiel in einem Marathon nach etwa 32 km Laufstrecke auf (KNOBLOCH et al., 2000, S. 189 f.).

3.4 Symptome/Merkmale

3.4.1 Toleranzentwicklung

Die Toleranzentwicklung zeigt sich bei Sportsüchtigen in der Art und Weise und dem Umfang, wie sie Sport treiben. Zum Beispiel muss der Risikofaktor bei der Sportart steigen oder der Körper muss an seine/neue Leistungsgrenzen gehen.

Leider ist ein höheres Belastungswachstum auch als Trainingsreiz anzusehen, sodass die Person versucht ihren Körper einem neuen überschwelligen Belastungsreiz zu geben und unterliegt somit den sportlichen Trainingsreizen. Erst wenn der Sportler selbst bei Verletzungen oder Erschöpfung, zu einer Art übermäßigen Training neigt, kann so etwas als „kleines“ Anzeichen einer Sportsucht gewertet werden. Die Toleranzentwicklung sollte trotzdem bei der Diagnose zur Sportsucht mit berücksichtigt werden und anschließend ins Verhältnis zum Gesamteindruck über den Patienten gewichtet werden (BREUER/KLEINERT, 2009, S. 195).

3.4.2 Entzugssymptome

Wichtige Anzeichen einer Sportsucht sind die Entzugssymptome. Es ist aber sehr schwer die Entzugssymptome nachzuweisen, da Sportsüchtige kaum auf ihren Sport verzichten können und damit die Entzugssymptome sehr selten oder gar nicht in Erscheinung treten können. Die Symptome äußern sich besonders in Emotionen wie Gereiztheit, Depressionen, Nervosität, Ängstlichkeit und Unruhe. Die Symptome können sich auch körperlich äußern, wie erhöhter Hautwiderstand, muskuläre Erschöpfung und Magen-Darm-Störungen. Auch Schlafstörungen lassen sich bei Sportsüchtigen nachweisen (BREUER/KLEINERT, 2009, S. 196).

3.4.3 Intentionalität

Die Intentionalität ist die Wahrnehmung des Zwanges und ein Hauptsymptom der Sportsucht (BREUER/KLEINERT, 2009, S. 196). Sie bedeutet mehr die wahrgenommene fehlende Kontrolle und Hilflosigkeit, als weniger den Höhepunkt, den Sportsüchtige erleben (z. B. Runners-High). Wenn Sport benötigt wird, um den Alltag zu bewältigen, ist das ein Anzeichen für die Intentionalität. Der Sport wird zu einem zentralen Lebensinhalt (TERRY/SZABO/GRIFFITHS, 2003, S. 490).

3.4.4 Kontrollverlust

Der Kontrollverlust lässt sich erst nachweisen, wenn Bewältigungsversuche des Sportsüchtigen ohne Erfolg bleiben. Dies ist zu erwarten, wenn der Sportler selbst unter einem hohen individuellen Leidensdruck steht, dass bedeutet, das starke negative Konsequenzen wahrgenommen werden (BREUER/KLEINERT, 2009, S. 197).

3.4.5 Aufwand

Ein hoher Aufwand spiegelt sich bei Sportsüchtigen in der Planung und Organisation des Trainings und dessen Umsetzung wider. Der Sportsüchtige beschäftigt sich auch in trainingsfreien Zeiten mit dem Thema Sport. Er ist auf der suche nach neuen Ausrüstungsgegenständen für den Sport oder sucht nach neuen wissenschaftlichen Errungenschaften. Die Vernachlässigung der anderen Lebensbereiche ist ein wichtiger Beleg für die Sportsucht. Auch die Beschaffung von leistungsfördernden Substanzen (z.B. Hormonpräparate oder Analgetika) fällt mit in das Kriterium des Aufwandes (BREUER/KLEINERT, 2009, S. 197).

3.4.6 Konflikte

Bei dem Kriterium Konflikte wird zwischen geschlossenen (intrapsychische) und offenen Konflikten unterschieden. Innere Konflikte trägt der Sportsüchtige mit sich selbst aus. Es geht meist darum, dass suchtgebundene Motive in den Vordergrund rücken und, dass soziale Motive in den Hintergrund (BREUER/KLEINERT, 2009, S. 197). Bei offenen Konflikten kann es zu Streitigkeiten mit Bekannten, Freunden oder Familienangehörigen kommen. Meist kommt es zu einem Streit bei Themen über Konkurrenzverhalten oder soziale Motive, die auch das Thema der Sportsucht beinhalten.

Dabei müssen die Konflikte, die zum Beispiel im Beruf anfallen, abgegrenzt werden. Im Beruf kann es durch die Sportsucht zu einem Leistungsabfall kommen(TERRY/SZABO/GRIFFITHS, 2003, S. 491).

3.4.7 Kontinuität

Die Kontinuität ist sehr gut zu erkennen an der Ignoranz von Belastungserscheinungen, Regenerationsphasen und der Bagatellisierung von Verletzungen. Das Training muss immer wieder wiederholt werden (TERRY/SZABO/GRIFFITHS, 2003, S. 490). Es werden auch internistische Beschwerden ignoriert, was zu schwerwiegenden gesundheitlichen Konsequenzen führen kann (BREUER/KLEINERT, 2009, S. 198).

3.4.8 Weitere Symptome

Der Athlet besitzt mehrere Mitgliedschaften in unterschiedlichen Fitnessstudios. Andere Freizeitsportarten, wie Radfahren, Inlineskaten oder längere Fußmärsche werden nicht mehr als sportliche Tätigkeit angesehen. Es kommt zu Stimmungsschwankungen. Die Stimmung schwankt zwischen euphorisch bis hin zur Teilnahmslosigkeit. Der Lebensrhythmus wird dem Sport angepasst. Der Wecker wird früher gestellt, um vor der Arbeit noch trainieren zu gehen oder es wird in der Mittagspause auf das Essen verzichtet, um dem Drang nach der sportlichen Tätigkeit nachzugehen (JORDEN, 2011, S. 70).

3.5 Integratives Phasenmodell der Entstehung von Sportsucht

Man muss sich bewusst machen, dass die Entstehung von Sportsucht nicht auf rein physiologischen Erklärungsansätzen beruht, sondern Sportsucht muss dabei als biopsychosoziales Phänomen betrachtet werden. Es beinhaltet einen ganzen Komplex von Bedingungen und Ursachen für die Entstehung von Sportsucht (SCHACK, 2000, S. 5). Der Sportler/die Sportlerin muss Informationen aus drei Ebenen integrieren:

1. Ebene: Beschreibt die psychophysiologischen Zustände, die direkt mit dem Laufen entstehen (z. B. körperliches Befinden, Veränderung im Herz-Kreislauf-System, hormonelle Veränderungen).

2. Ebene: Selbstwahrnehmung und Selbstbewertung der Aktivität, aktuelle Genese des Selbst, etwa Streben nach Selbstwertstabilisierung und/oder Selbstwerterhöhung, Bewertung der eigenen Handlungskontrolle.

3. Ebene: Beschreibt das soziale Umfeld und die Randbedingungen (z. B. Laufboom in der Gesellschaft, Freunde, Wettkampfgegner, aber auch Stressfaktoren z. B. aus der Sozial- und Arbeitswelt).

Mit dieser Sichtweise soll verhindert werden, dass eine Reduktion des Ursprungs der Sportsucht nur auf einer Ebene kommt (ALFERMANN/PEFFER/STOLL, 2010, S. 351 ff.).

Die Entstehung von Sportsucht verläuft dabei über mindestens drei Phasen (Bindung an den Sport, Übergangsphase, Sucht (z. B. Ausdauersucht)) ab, welche eine gewisse Zeit benötigt (POLIVY, 1994, S. 884 ff.).

Die erste Phase der Entstehung der Sportsucht ist zeitlich mit der Bindungsphase gleichzusetzen. Diese Phase kann oberflächlich viele Gemeinsamkeiten mit anderen Sportlern besitzen (etwa moderates Trainingspensum, keine bemerkenswerten Entzugssymptome etc.). Es kann aber hier schon bei einigen Person erste Abweichungen zum normalen Sportreiben geben. Es stellte sich in Studien heraus, dass nicht der Sport an sich der Hauptgrund ist, sondern der Wunsch nach Stimmungsverbesserung oder Gewichtsreduktion, weshalb Sport betrieben wird. Wenn sich ab hier psychisch Prädisposition (geringes Selbstvertrauen, Eingangsmotiv, Verringerung negativer Affekte) bilden, ist die erste Phase gleichzusetzen mit der Bildungsphase.

In der zweiten Phase ist die Zielsetzung von hoher Bedeutung. Die Zielsetzung innerhalb des Trainings bekommt für den Sportler ein immer wichtigeres Fixierungsgewicht. Gerade die Qualität und die Zielveränderung bekommen in dieser Phase hohe Aufmerksamkeit. Das eigene Streben nach Selbstwerterhöhung verbunden mit sozialem Druck führt zu einer schrittweisen Eskalation der Ziele und einer Fixierung des Zielbereiches. Hier könnten handlungspsycholgische Ansätze mit differenzierten Einsichten in Betracht gezogen werden. Die Ziele dienen dabei nicht nur der organisation des eigenen Handels, sondern auch dem Eindrucksmanagments (Bekanntmachen der eigenen Ziele) und der Selbstverpflichtung. Bei dem Übergang in die Suchtentstehung spielen Eindrucksmanagment (durch sozialen Druck) und Selbstverpflichtung (durch das Ziel nach Selbstwerterhöhung und durch die Durchsetzungsstrategien) eine zentrale und wichtige Rolle.

In der dritten Phase und letzten Stadium der Suchtentstehung sind die Symptome von wesentlicher Entscheidung und ein dazukommender Kontrollverlust kennzeichnend. In dieser Phase treten die Symptome der Suchtentstehung auf. Körperliche Entzugserscheinungen und psychische Symptome des Unwohlseins treten verstärkt auf (ALFERMANN/STOLL, 2010, S. 351 ff.).

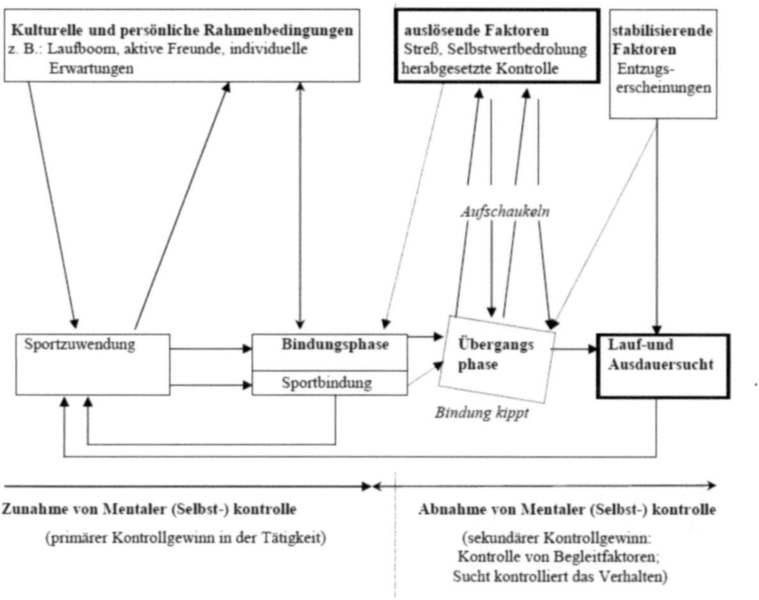

Abb.1:Prozeßmodell der Entstehung von Lauf- und Ausdauersucht (SCHACK, 2000, S. 16)

3.6 Folgen der Sportsucht

3.6.1 Körperliche Folgen

Es treten durch das ständige Bewegen Ermüdungserscheinungen auf. Wenn der Sportler diese nicht beachtet, kann es zum Verschleiß und Schädigung von Knochen, Bänder und Sehnen kommen. Bei einer nicht „planmäßigen vorhergesehenden Form“ (SCHULTZ, 1988, S. 49) kann es zu Störungen der biomechanischen Idealfunktion führen. Weiterhin kann es zu unphysiologischen Bewegungsabläufen kommen und zu veränderten Bewegungsverhältnissen. Durch die Ermüdungserscheinungen kann bewirkt werden, dass die vertikale Kraftbelastung des Stützapparates eine veränderte Beanspruchungsgröße und Qualität mit sich bringt. Was zur Folge hat, dass sich einzelne Beschwerdebilder ausprägen (SCHULTZ, 1988, S. 49).

Bei der Anorexia Athletica kann es dazu kommen, dass die Athletinnen oder Athleten wichtiges Körperfett verlieren und sich bei ihnen eine Anorexia Nervosa entwickelt. Der Grundumsatz wird auf ein Minimum reduziert und der Körper gewinnt seine Energie aus den Energiespeichern. Der größte Teil der Energie wird für die Muskeln, Herz und Nieren benötigt. Wenn nun auch noch der Körper anfängt Muskelmasse abzubauen und in Glucose umwandelt, um so das Gehirn noch ausreichend zu versorgen, kommt es zu einem Leistungsabfall, auch im mentalen Bereich. Es entsteht eine vermehrte Synthese von Ketonkörpern. Bald kann auch das Gehirn nicht mehr versorgt werden, es kommt zum Hirntod.(siehe Abbildung 1)

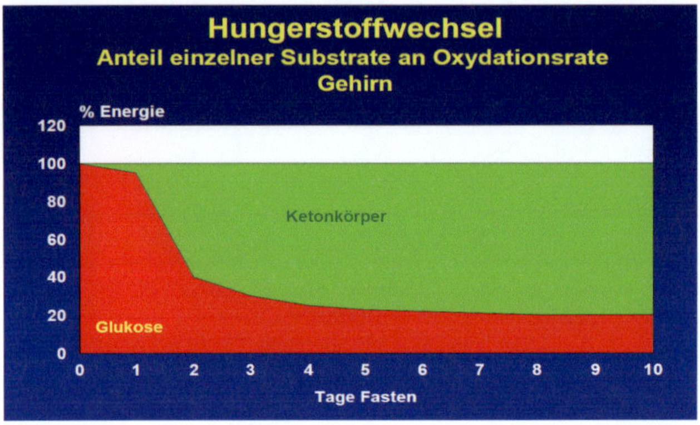

Abbildung 1: Das Gehirn braucht Zucker (LOCHS, 2003, S. 18)

Aufgrund der Störung der Konzentration und Koordination besitzt der Sportler eine höhere Verletzungsanfälligkeit (PLATEN, 2000, S. 106).

3.6.2 soziales Umfeld und psychische Folgen

Als Folge der Sportsucht kann der Sportler körperlich und psychisch nicht mehr weiter machen. Unter anderem resultieren daraus meist depressive Störungen, Antriebsarmut oder Unruhe, Leistungsverlust und Schlafstörungen. Sportler mit Anorexia Athletica verlieren immer mehr die Lebensfreude, ihr Selbstbewusstsein und das Interesse am Umfeld sinken immer weiter. Sie widmen ihr Leben nur noch dem Sport, was zur Folge hat, dass der Süchtige nach und nach vereinsamt. Der permanente Stress, den die Sportler erleben, und das sich selbst Eingestehen, dass sie sportsüchtig sind führt dazu, dass die Personen immer mehr gestresst sind. Gleichzeitig nimmt die Konzentration am Arbeitsplatz ab wodurch die Karriere gefährdet ist. Die sportliche Leistungsfähigkeit ist auch nicht mehr vorhanden und das Interesse an Sexualität nimmt ab (LEBENSTEDT et al, 2004, S. 45 f.). Während die Konzentration auf seinen Körper und sein Sportverhalten immer stärker wird, wird der Kontakt zu Freunden und Verwandten vernachlässigt. Sogar Beziehungen mit dem Partner werden beendet. Der Partner verliert das Verständnis für den Sport und fühlt sich nicht mehr genug beachtet. „Mancher läuft im Wortsinn vor einer Beziehung davon“ (FUNK, 2011).

4 Methodik

Diese ist eine literaturbasierte Arbeit. Es werden zunächst die gänigsten Sportspychologischen Trainingsverfahren zur Stärkung der mentalen Kontrolle aufgezeigt sowie die Elemente zur Trainingssteuerung in einem Fitnessstudio. Anschließend wird aus diesem beiden Elementen ein Betreuungskonzept erstellt. Zur Beurteilung des Betreuungskonzeptes werden in regelmäßigen Abständen sportpsychologische und sportwissenschaftliche Re-Tests durchgeführt.Für die Intervention bei Sportsüchtigen würde nahe liegen, Fähigkeiten der Realisierungshemmung (Konstruktion funktionaler Selbstbefehle) und Strategien der mentalen Kontrolle zu entwickeln. Das Neuartige an diesen mentalen Trainingsverfahren sind dabei nicht die einzusetzenden Techniken, sondern eher die Zielrichtung der Intervention. Sportsüchtige müssen dabei lernen, ihren Drang nach der Tätigkeit hinauszuzögern oder sogar abzubrechen. Sozusagen ein „Disengagement“ zu entwickeln, bezüglich der Tätigkeit. Dies ist als Anwendungsfeld in dem sportpsychologischen Training eher ungewöhnlich. Generell bieten sich speziell in der Entwicklung solche mentalen Kontrollstrategien bzw. Selbstgesprächsstragien an (ALFERMANN/STOLL, 2010, S. 354).

4.1 Erstellung eines Betreuungskonzeptes

„Unter Betreuen ist ein Umgehen mit Menschen zu verstehen, das zur Aufgabe hat, diese in angemessener Weise einzusetzen“ (WITTMANN, 1967, S. 84). In diesem Betreuungskonzept heißt „in angemessener Weise einzusetzen“ feinfühlig auf den Sportsüchtigen einzugehen und ihm zu helfen, seine Bewegungsmuster zu durchbrechen und ihn wieder zu einem gesundheitlichen Training zurückzuführen. Im Bereich der Anorexia Athletica steht die positive Veränderung des Sportlers in dem Bereichen Selbstbild, Körpererleben, soziale Aktivität und Beziehungsgestaltung im Vordergrund (HOFFMANN, 2009, S. 52). Es sollte auch vorher immer geprüft werden, in wieweit die Familie in die Betreuung mit eingebunden werden kann. SONNERMOSER (2004, S. 36) schlägt auch vor, mit dem Betroffenen Verträge einzugehen, bevor die Therapie beginnt. Wichtige Bestandteile des Betreuungskonzeptes sind mentales Training, Trainingssteuerung, und die Verhaltenstherapie.

Maßgeblich für den Therapieerfolg und die Prävention von Sportsucht ist die „interdisziplinäre“ Zusammenarbeit zwischen Sportlern, Ärzten, Trainern, Psychologen, Ernährungsberatern und letztlich den betroffenen Familien (GEIß/HAMM, 2000, S. 235). Um die Therapie und die Rehabilitation voranzutreiben sollten die einzelnen beteiligten Personen wichtige Qualifikationen mitbringen, sowie auch wichtige Persönlichkeitsmerkmale (Softskills). „Die für die Menschenführung im Sport wesentlichsten Verfahren sollten zu einem Bestandteil aller Autodidakten und Betreuern werden“ (WITTMANN, 1976, S. 88). Alle Funktionäre, die bei der Betreuung beteiligt sind, sollten Weiterbildungen machen um wichtige Information über das Thema der Sportsucht zu bekommen. Zur Weiterbildung sollten alle Medien zur Verfügung stehen (TV, Medien, Internet). Den Sportsüchtigen sollte „ein gesunder Umgang mit Sport vermittelt werden“ (HOFFMANN, 2009, S. 54). Als Trainingsformen werden das Crosstraining oder Split Training bevorzugt verwendet, um den Sportler vor Überbelastungen zu schützen und Verletzungen vorzubeugen. Nicht nur die Zurückführung zum gesunden Training soll trainiert werden, sondern auch ein gutes Zeitmanagement beim Training (Belastung in Relation zu Belastungspausen-Einheit und Wochenplanung mit einem Tag Pause). Dabei werden verschiedene Entspannungstechniken (Yoga, Tai Chi, Relaxtion oder Meditation) mit angewendet, die vom Sportsüchtigen erlernt und auch zu Hause durchgeführt werden können (WÖRZ/LECHELER, 2010, S. 59).

Die seelische Betreuung im Sport findet in drei Phasen statt. Das Erkennen und Deuten wird stets ein Zergliedern und damit Eröffnen und Offenlegen der seelischen Verfassung sein. Es dient nicht nur als Diagnosemittel, sondern auch als therapeutisches Mittel. Das Freilegen der empfundenen Eindrücke und das Analysieren der Reizantwort ist schon eine Entspannungsform für den Betroffenen. „Wenn man sich etwas von der Seele redet, wird man daraus nicht nur Ursachen und Wirkungen erkennen können, sondern auch eine Befreiung und Entlastung spüren – und das ist ja bereits ein wichtiges Heilmittel“ (WITTMANN, 1976 S.

87). Nach dem Zergliedern und Entspannen folgt der Aufbau, die genannte Vorbereitung. Diese Bedeutung sich klar zu machen wird mit Hilfe von Übungen und Training zu den gewünschten Grundhaltungen führen, um die vereinbarten und gesetzten Ziele zu erreichen (WITTMANN, 1976, S. 87).

Informationen und Ratschläge kommen bei Betreffenden nur gut an, wenn sie als unterstützend erlebt werden. Wenn sie vom Trainer/Ansprechpartner oder Psychologen ausgesprochen werden, welcher in den Augen des Sportsüchtigen als kompetent und vertrauenswürdig zählt.

„Es zählt vielmehr der Umstand, wie viel Unterstützung wahrgenommen und als hilfreich wahrgenommen wird – unabhängig von der tatsächlichen gegebenen Unterstützung“ (HERMANN/EBERSPÄCHER,1994, S. 108). Wenn allein das Verhalten der Familien und Freunde dazu führt, dass sich die Person im Rehabilitaionsprozess gestützt fühlt, so müssen die Person nicht Tag täglich mit anwesend sein (HERMANN/EBERSPÄCHER,1994, S. 108).

4.2 Ziel des Betreuungskonzeptes

Das Betreuungskonzept soll das Ziel verfolgen, dem Sportsüchtigen seine Krankheit bewusst zu machen, „ein Umdenken einzuleiten, und neue Techniken, des abhängige Verhalten zu durchbrechen“ (SPRINGER, 2009, S. 32) und ihn wieder zurück zum gesundheitsorientieren Training bringen. Ein weiteres „Ziel ist die Integration psychologischer Trainingsmaßnahmen in den Rehabilitationssport, was gleichzeitig zu einer neuen Qualität des Trainings insgesamt führt“ (KRATZER, 1994, S. 128). Um das Ziel zu erreichen muss nicht nur der Trainer/Sporttherapeut sondern auch das gesamte Team das psychologische Training als Teil seiner/ihrer Arbeit ansehen und auch Weiterbildungen in dem Fachbereich absolvieren. Durch die Therapieverfahren sollen in erster Linie eine gute Grundstimmungen, speziell eine innere Grundlage des Verhaltens, gebildet werden (WITTMANN, 1976, S. 86).

4.3 Umstrukturierung des Personals

Die folgende Aufbauorganisation des Personals (siehe Abbildung 2) spiegelt nicht den Ist-Zustand wieder sondern den vorgesehenen Soll-Zustand.

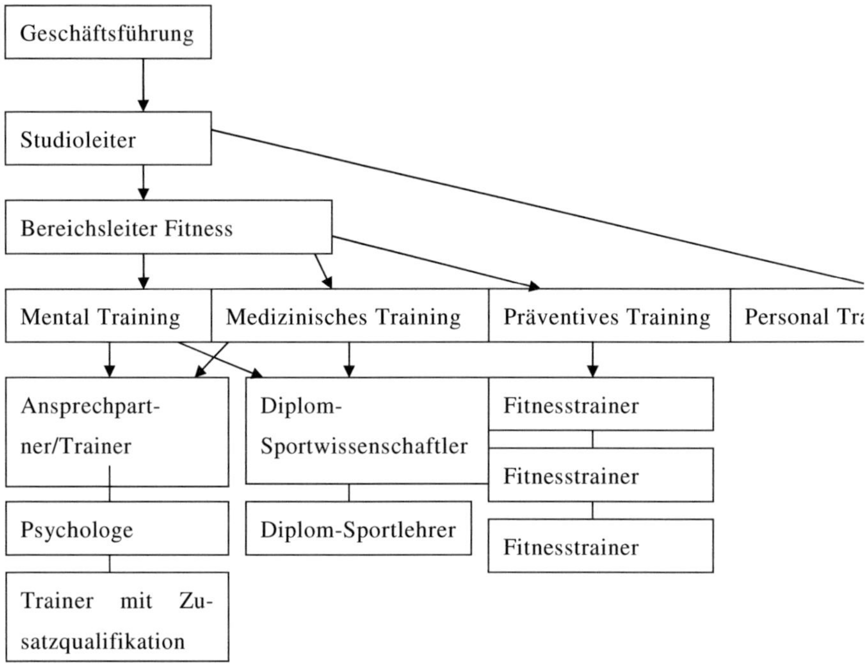

Abbildung 2: Ablauforganisation Betreuungskonzept (eigene Darstellung)

Die Geschäftsführung ist nur passiv tätig und kümmert sich um die finanziellen und bürokratischen Angelegenheiten. Der Studioleiter ist nur für das Personal Training zuständig.

Der Bereichsleiter Fitness kümmert sich hingegen um die Personalplanung, sowie um die Organisation des Trainingsbetriebes und die Überprüfung der Qualitätsstandards. Er kann auch situationsabhängig im Bereich des mentalen und medizinischen Trainings (Durchführung von Eingangsgesprächen, Trainingsplanerstellung, Trainingseinweisungen, Trainingsüberwachung) eingesetzt werden, sowie als unterstützende Person im präventiven Training. Dem Bereichsleiter sind im mentalem Training, ein Ansprechpartner für den Sportsüchtigen, ein Psychologe und ein Trainer mit Zusatzqualifikation im mentalen Bereich unterstellt.

Beim Bereich medizinisches Training sind dem Bereichsleiter für Fitness ein Diplom-Sportlehrer und ein Sportwissenschaftler unterstellt.

Um den Bereich des präventiven Trainings kümmern sich ihm drei unterstellte Fitnesstrainer (SCHLAFFKE, 2011, S.24).

4.4 Qualifikation und Weiterbildung des Personals

Der Trainer sollte nicht nur sein Wissen im trainingswissenschaftlichen Bereich vermitteln können, sondern auch ein senibles Gefühl für den sportpsychologischen Teil der Arbeit besitzen.

Zu einem muss der Trainer eine Ausbildung im Bereich des Stressmanagements besitzen und in den gängigsten Entspannungsverfahren (Yoga, Tai chi, Progressive Muskelentspannung) . Zum anderen muss er im rehabilitativen Sportbereich besitzen ausgebildet sein. Die nachfolgende Tabelle soll einen Überblick verschaffen, über welche Qualifikationen die Mitarbeiter verfügen sollten.

Tabelle 3: Aus-Weiterbildungen von Teammitgliedern (eigene Darstellung)

Teammitglied	Ausbildung/Weiterbildung
Trainer / Ansprechpartner	Ausbildung: Bachelor/Master/Diplom in - Sportwissenschaften - Fitnessökonomie - Fitnesstraining - Fitnessfachwirt - Trainer A- oder B-Lizenz Weiterbildungen: - Personal Trainer - Trainer für Autogenes Training - Progressive Muskelentspannung - Mental Trainer - Yoga-Trainer - Tai chi-Trainer
Servicemitarbeiter	Ausbildung: - Sport- und Fitnesskaufmann/-frau - Verkäufer/in Weiterbildungen: - Mental Trainer
Studioleiter	Ausbildung: Bachelor/Master/Diplom in - Sportwissenschaften - Fitnessökonomie - Fitnesstraining - Fitnessfachwirt Weiterbildungen: - Personal Trainer - Trainer für Autogenes Training - Progressive Muskelentspannung

Bereichsleiter Fitness	Ausbildung: Bachelor/Master/Diplom in - Sportwissenschaften - Fitnessökonomie - Fitnesstraining - Fitnessfachwirt Weiterbildungen: - Personal Trainer - Trainer für Autogenes Training - Progressive Muskelentspannung - Mental Trainer - Yoga-Trainer - Tai chi-Trainer
Geschäftsführung	Ausbildung: Bachelor/Master/Diplom in: - Fitnessökonomie - Fitnessfachwirt - abgeschlossenes BWL-Studium Weiterbildung: - Mental Coach
Psychologe	Ausbildung: Bachelor/Master/Diplom in: - Psychologie Weiterbildung: - Trainer A- oder B- Lizenz

In Zusammenarbeit mit Süchtigen ist es nicht nur wichtig, Fachkompetenz zu besitzen, sondern auch Softskills mitzubringen. „Gute Kommunikation trägt nicht nur zum Behandlungserfolg bei, sondern erhöht bei den Patienten auch die Wahrnehmung der Behandlungsqualität" (DEHN-HINDENBERG, 2012). Die Mitarbeiter sollten dabei Einfühlungsvermögen besitzen, ermutigen, aktiv zuhören, Interesse bekunden, Respekt zeigen und Zugewandtheit zeigen können. POHL (2004) führt weitere Softskillbereiche auf wie: Persönlichkeit, Diskretion,

Glaubwürdigkeit, Selbstbewusstsein, Interaktionsverhalten, Stressresistenz, Umgangsstil, Kritikfähigkeit sowie Zeitmangement und Selbstwahrnehmung.

4.5 Einbindung eines Psychologen/Sportpsychologen

Psychotherapie bedeutet soviel wie Seelenheilkunst. Die Aufgabe der Psychotherapie ist die Behandlung von Abweichungen des normalen Verhaltens durch seelische Einflussnahme. Das Kernstück der Psychotherapie befasst sich mit der seelischen Menschenführung, die auch als Psychagogik bezeichnet wird (WITTMANN, 1976, S. 88). Für einen Beitrag durch einen Sportpsychologen muss es zu einer interdisziplinären Zusammenarbeit zwischen den Trainern, Betreuern, Mitarbeitern im Fitnessstudio und der Familie und Freunden kommen. Man sollte auch den Sportsüchtigen verdeutlichen, dass der Psychologe ein Ansprechpartner für ihn ist. Innerhalb des Rehabilitationsprozesses kann die psychologische Tätigkeit als „Identifikation und Behebung rehabilitationshemmender sowie Initiierung und Unterstützung rehabilitationsfördernder psycho-sozialer Faktoren im Rahmen interdisziplinärer Rehabilitationsbemühungen" angesehen werden (HERMANN/EBERSPÄCHER, 1994, S. 136). Dies betrifft vor allem die Diagnostik, Maßnahmen zur psychischen Rehabilitation und gegebenenfalls psychotherapeutischen Intervention.

Der Psychologe steht den Mitarbeitern als Ansprechpartner zur Verfügung, wenn einzelne Maßnahmen keine Wirkung zeigen oder aufgrund besonderer Umstände nicht in das Betreuungskonzept integriert werden können. Eine gute Zusammenarbeit im psychologischen Aufbautraining ist meist die Grundlage für weitere Anknüpfungspunkte (HERMANN/EBERSPÄCHER, 1994, S. 136 f.).

4.5.1 Motivations-/Complianceförderung

Unter Motivations- und Complianceförderung wird die Förderung der Motivation des Sportsüchtigen sowie der Bereitschaft und Mitarbeit bei therapeutischen Maßnahmen verstanden. Bedeutend für diesen Bereich sind die Teilziele, da sie über den Fortschritt und die Erfolge dokumentiert werden. Die Psychologen können selbst Zieldefinitionen vorgeben oder sie können auch beratend zur Seite stehen, wenn der Süchtige und der Trainer zusammen die kurz-, mittel- und langfristigen Ziele festlegen (HERMANN/EBERSPÄCHER 1994, S. 93)

4.5.2 Krisenintervention

Der Psychologe steht als Gesprächspartner in Zeiten der Krise zur Verfügung. Der Sportler muss das Gefühl haben jederzeit einen Gesprächspartner in Anspruch nehmen zu können. Der Psychologe trägt zu einer ersten Entlastung bei und bietet den Betroffenen Vorschläge und Maßnahmen an. Es kann auch dazu kommen, dass der Psychologe Kontakt mit dem Umfeld aufnehmen und Bereitschaft zu einem Gruppengespräch signalisieren muss. Der Psychologe nimmt dabei eine Doppelfunktion ein. Zum einen fördert er den gewünschten Rückhalt für den Sportsüchtigen bei anderen Personen (Trainer, Betreuer, Mitarbeiter, Familie und Freunde), indem er auf die Bedeutsamkeit des Kontaktes und dessen Aufrechterhaltung hinweist. Zum anderen ist der Psychologe selbst Teil des sozialen Unterstützungssystems, wenn es zu einem vertrauensvollen Kontakt kommt (HERMANN/EBERSPÄCHER 1994, S. 94).

4.5.3 Interdisziplinäre Zusammenarbeit

Der Aufgabenbereich der Psychologen bei der interdisziplinären Zusammenarbeit zwischen den Funktionären betrifft vor allem drei Bereiche:

1. Der erste Bereich enthält alle psychologischen Maßnahmen, die ergänzend zu den medizinischen und trainingswissenschaftlichen Schritten durchgeführt werden und unterstützende Wirkung haben
2. Der zweite Bereich umfasst die eigenen psychologischen Maßnahmen, über die die anderen Funktionäre in Kenntnis gesetzt werden, damit sie auch von deren Seite eine passive Unterstützung bekommen.
3. Der dritte Bereich hat den Schwerpunkt der Zusammenarbeit mit dem Trainer im Hinblick auf die psycho-sozialen Faktoren des Sportsüchtigen. Dabei können Team-Meetings helfen sowie auch Einzelberatungen.

Während des Trainings mit dem Sportsüchtigen sollte der Trainer die Chance nutzen, über individuelle Problemlagen zu sprechen und das weitere Vorgehen zu planen. Insbesondere Maßnahmen zur Kompetenzerweiterung sollten detailliert besprochen werden (HERMANN/EBERSPÄCHER 1994, S. 93 ff.).

4.6 Sportpsychologische Trainingsverfahren

Unter sportpsychologischen Trainingsverfahren wird die Leistungsoptimierung auf der Basis von Kognitionen verstanden. „Sportpsychologisches Training ist ähnlich wie physisches Training, ein zielgerichteter, langfristiger ausgerichteter, auf einer seriösen Diagnostik basierender, durch regelmäßige Datenerfassung kontrollierter und evaluierter Prozess (STOLL/PEFFER/ALFERMANN, 2010, S. 45 zitiert nach BECKMANN/KELLMANN, 2008, S. 2 ff.). Dabei sollten auch sportartspezifische Besonderheiten im sportpsychologischem Training berücksichtigt werden.

4.6.1 Selbstgesprächsregulation

Unter Selbstgesprächsregulation wird die Fertigkeit verstanden, Selbstgespräche (handlungsbegleitend) zu regulieren. Dabei sind die Selbstgespräche Gedanken, die Handlungen und Bewegungen begleiten. Diese Selbstgespräche können dabei die Handlung/Bewegung unterstützen oder auch dabei stören. Sie beeinflussen die Konzentration auf die Handlungsausführung, die Motivation und die Befindlichkeit. Bei vielen Sportlern, besonders in Wettkampfsituationen konnte beobachtet werden, dass störende Selbstgespräche dominieren. Mit Hilfe der Selbstgesprächsregulation soll dies verhindert werden. Es soll ein kontinuierliches handlungsleitendes Selbstgespräch erlernt und trainiert werden (STOLL/PEFFER/ALFERMANN, 2010, S. 47).

4.6.2 Mentales Training

Das mentale Training ist eine geistige Form der Übung, in der sich die Sportsüchtigen geistig vorstellen, wie sie in einer bestimmten Situation denken, fühlen oder handeln wollen (MERKLE, 2011). Es hat zum Ziel, durch das Vorstellen der Bewegungs- und Handlungsabläufe die Bewegungs-/ Handlungsausführung zu optimieren und positiv zu beeinflussen(MAYER/HERMANN, 2009, S. 12 f.). Es sollen dabei so viele Sinnesorgane wie möglich mit einbezogen werden. Auch wenn die bildliche Wahrnehmung zunächst naheliegend ist, kommt es auch auf die Aspekte des Bewegungsgefühls an, wie Tastempfindung, auditive und Geruchsempfindungen. Die Vorstellung von einem Bewegungsgefühl ist bei einem Sportsüchtigen von hoher Bedeutung für das mentale Training und dessen Effektivität (STOLL/PEFFER/ALFERMANN, 2010, S. 54).

4.6.3 Selbstmanagement-Training

Das Selbstmanagement-Training ist eine Methode der Verhaltenstherapie und wurde von Kanfer entwickelt und begründet. Der Sportsüchtige soll zur besseren Selbststeuerung angeleitet und möglichst aktiv zur eigenständigen Problembewältigung befähigt werden. Im weiteren Lebenslauf soll auf externe professionelle Hilfe verzichtet werden. Dieser Ansatz des Interventionsverfahrens ist eng verknüpft mit den Ansätzen der sozialen Lerntheorie, der Selbstkontrolle und Selbstregulation und der kognitiven Verhaltenstherapie. Unter diesem Therapieverfahren wird die Umsetzung eines systematischen Veränderungsprozesses verstanden, welcher an den Problemen des Sportsüchtigen ansetzt, die jeweiligen Probleme analysiert, Therapieziele zu klären versucht und sich im weiteren Verlauf daran orientiert(KANFER/SCHMELZER, 2010, S. 5). Anhand der Ergebnisse steuert sich das Therapieverfahren bis es zu einem Optimum für den Betroffenen führt. Dabei besitzt der Sportsüchtige ein hohes Maß an Selbstverantwortung, Prozessorientierung, Ziel- und Motivationsklärung, bis er/sie durch die strukturierte Anleitung zur Selbststeuerung wieder ohne therapeutische Maßnahmen weiterleben kann. Selbstmanagement-Fertigkeiten sind: Selbstbeobachtung, Selbstinstruktionen, Zielklärung/-setzung, Selbstverstärkung und Selbstkontrolle. Die Selbstmanagement-Strategien können mit Hilfe von Manualen oder Ratgebern erlernt werden. Voraussetzung dafür ist aber das Erkennen von Defiziten und die Bereitschaft, an sich zu arbeiten. Wichtig dabei ist auch die richtige Zielformulierung. Bei Zielerreichung sollte es zu einer Belobigung kommen, was zu einer Kräftigung des Verhaltens führt. (STOLL/PEFFER/ALFERMANN, 2010, S. 57 ff.).

Bei dieser Form der Verhaltenstherapie entwickelt der Trainer/Ansprechpartner zusammen mit dem Sportsüchtigen die Ziele. Für den Ablauf dieser Form schlagen KANFER/SCHMELZER (2005, S. 19) fünf Schritte vor:

1. Ist-Situation klären
2. Suche nach Zielen und Alternativen
3. Suche nach Lösungen

4. Umsetzung der Lösungsschritte

5. Beurteilung- erfolgreich oder nicht erfolgreich

4.6.4 Stressimpfungstraining

Das Stressimpfungstraining ist ein Verfahren zur Bewältigung von Stresssituationen. Es wurde von Meichenbaum 1991 erfunden. Es beschäftigt sich mit der Veränderung von Vermittlungsprozessen bei Betroffenen. Damit bezieht er sich vor allem auf die innere Sprache. Die Betroffenen sollen dabei lernen, positiv sich innerlich zuzureden („Das schaff ich!"), um mit Hilfe von diesem inneren Dialog besser mit Lebenssituationen umzugehen, besonders in den Lebensproblemen wie Stress und Angst. Dieses Verfahren erfolgt präventiv, das bedeutet die Strategien zur Stressreduktion werden vor dem stressrelevanten Ereignis vermittelt. Das Stressimpfungstraining erfolgt dabei in drei Phasen:

1. Die Informationsphase: Der Beginn der Informationsphase ist eine detaillierte Problemanalyse, bei der erfasst wird, welche Probleme und Gedanken bei Stresssituationen dem Betroffenen durch den Kopf gehen. Daraufhin wird ein plausibles Modell zur Entstehung dieser Situationen erstellt. Ziel ist es, den Betroffenen zu sensibilisieren, um so Stresssituationen frühzeitig zu erkennen, damit dieser anders reagieren kann.

2. Übungsphase: In der Übungsphase werden dem Sportsüchtigen verschiedene Methoden vermittelt, wie er mit Stress umgehen kann. In dieser Phase werden Informationen über die Stressreaktion gesammelt und auch Entspannungsübungen trainiert, um besser mit diesem Stress umzugehen. Die Übungsphase ist in vier, sich zeitlich überlappende Schritte eingeteilelt. 1. Die Vorbereitung auf einen Stressor: Sie dient zur Klarstellung, was zu tun ist (z. B. „mach dir keine Sorgen"). 2. Konfrontation mit dem Stressor: Der Betroffene soll daran erinnert werden, was zu tun ist, wenn es zu einer Stresssituation kommt. Sich entspannen und nicht in Panik verfallen (z. B. „Du kannst die Situation bewältigen"). 3. Gefühl der Überwältigung: Der Ernstfall wird vorweggenommen und die drohende Panik vorgestellt (z. B. „Die Angst ist zwar da, aber du kannst mit ihr umgehen") 4. Selbstverstärkung: Die Selbstverstärkung dient der Bestätigung der Situation (z. B. „Du hast es geschafft, prima").

3. Anwendungsphase: In der Anwendungsphase soll der Sportsüchtige seine neu

erworbenen Fähigkeiten in realen und vielfältigen Belastungssituationen zeigen. Die Stresssituationen werden dabei gestuft aufgesucht, und unter Einsatz von Selbstgesprächsregulation bewältigt. Ziel ist es dem Betroffenen einen flexiblen Umgang mit Stresssituationen beizubringen (HAMPEL/PETERMANN, 2003, S. 49 f.).

4.6.5 Realisierungshemmung

Unter Realisierungshemmung ist die Fähigkeit zu verstehen, die Realisierung von Zielen zurückzustellen, wenn es die Umstände erfordern und sie unter geeigneten Umständen zu implementieren. Diese Fähigkeit ist bei Sportsüchtigen weniger gut ausgeprägt. Besonders Sportsüchtigen wird es schwerfallen, auf ihren Sport zu verzichten und ihn entweder zu verschieben oder sogar ganz und gar wegfallen zu lassen (STOLL/PEFFER/ALFERMANN, 2010, S. 56).

4.7 Nutzung von Entspannungsverfahren

Es können auch Verfahren zur Entspannung eingesetzt werden um die gewollte Grundstimmung zu erreichen. Entspannungsverfahren führen zu einer Entfaltung der Reizsituation,was zu einem bewussten Aufdecken des Beweggrundes führen soll, welches anschließend interpretiert werden kann. Das erleichtert das Ausdurcksverstehen und das Bemühen um die Offenlegung und Entspannung.

Das autogene Training und die Meditationen gehen zwei verschiedene Wege um die Ziele zu erreichen. Sie bedürfen einmal der Wirkung der ausdauernden Wiederholung und dann sind sie als Zusatz zum Training gedacht. Beide Entspannungsverfahren sollten regelmäßig, je pünktlicher umso besser, angewandt werden. Die Durchführung sollte zu festgelegten Zeiten erfolgen (WITTMANN, 1976, S. 92 ff.). Das bedeutet die Sportler müssen erlernen Eigeninitative zu zeigen und in der Lage sein durch zielgerichtete und systematische Entspannungs- und Mobilisationsverfahren ein Entspannungsniveau zu erreichen.

4.7.1 Die Meditation

Meditation bedeutet soviel wie "nachdenken" oder auch "versinken". Bei der Meditation werden alle äußerlichen Reize nicht beachtet und der Betroffene konzentriert sich nur auf sich. Dies hat zur Folge, dass der Betroffene sich körperlich entspannt und zu sich Selbst findet. WITTMANN (1976, S. 92) sagt, dass es auf die Zukunft gerichtet, bereits der Vorsteuerung des Verhalten dient oder aber auch auf Nachwirkungen gestützt diagnostische und lösende Wirkung haben kann.

> "Im Gedächtnis sind frühere Vorstellungen, Erfahrungen und Erkenntnisse aufbewahrt. Sie verbinden sich beim Meditieren mit den ausgewählten letzten Eindrücken zu richtungweisenden Schlüssen und Entschlüssen. Das ist bereits ein Absetzen von den Situationen und Reizdrücken und bedeutet ein Freisetzen für neue Motive, Ziele und Interessen" (WITTMANN, 1976, S. 93).

Die Entspannung führt zu einer neuen Anspannung. Der Übergang von den alten Situationen zu den neuen Situationen erfolgt.

Neben der seelischen Entspannung, gibt es auch eine körperliche Entspannung.

Als Vorbild für die körperliche Entspannung dienen die orientalischen Mönche. Sie setzen sich bei ihrer körperlichen Entspannung hin und neigen den Kopf etwas nach vorn (vgl. Anhang 1). Sie schalten dafür jegliche psychische und physische Bewegung aus. Diese Körperhaltung ist der Ausgangspunkt der Meditaton, wie wir sie aus dem Yoga oder Zen kennen. Beide beuten übersetzt „seelisches körperliches Training". Beim Yoga oder Zen wird nicht nur die entsprechende Körperhaltung herbeigeführt, sondern auch die gesamte Atmung, Kreislauf und Durchblutung wird im Körper reguliert. „Körper, Geist und Seele werden durch diese Form der Neuorientierung zusammengeführt" (WITTMANN, 1976, S. 93).

4.7.2 Autogenes Training

Unter dem Begriff des autogenen Trainings ist zu verstehen, durch Übungen den Körper dem eigenen Willen zu unterwerfen. Das autogene Training ist die Lehre vom Freiwerden der Seele vom Stofflichen. Es führt vom Wissen über das Denken zum Entscheiden, dem Wollen nach Motiven. Das autogene Training besitzt dabei eine selbsterzieherische Funktion, nicht nur die Regulierung von bestimmten Verhaltensweisen, Grundgestimmtheiten und der Entspannung, sondern auch die Organisation von Fertigkeiten, Gewohnheiten und Charaktereigenschaften soll herbeigeführt werden (WITTMANN, 1976, S. 95).

4.8 Aufgaben der Geschäftsführung

Bei einer guten Studioharmonie sollte sich die Geschäftsführung mit in den Prozess der seelischen Betreuung der Sportsüchtigen und besonders bei der Ausbildung des Personals integrieren. Je besser das Personal ausgebildet ist, desto weniger Fehlleistungen werden gemacht. Besonders die Ausbildung des Personals gibt der Geschäftsführung die Chance, dies als Stärke zu nutzen, um im Wettbewerb Vorteile zu erlangen (WITTMANN, 1976, S. 116). Die Geschäftsführung kann auch selbst aktiv werden. Mit Hilfe der Studiosoftware kann die Geschäftsführung erkennen, wann und wie häufig der Sportsüchtige zum Training kommt. Die Studioleitung sollte den Sportsüchtigen persönlich kontaktieren und sich ein Feedback über das Befinden und die Zufriedenheit einholen. Sollte es mal sein, dass der Sportsüchtige über längere Zeit nicht mehr im Studio erschienen ist, sollte die Studioleitung in Absprache mit dem Betreuer des Sportsüchtigen die Person kontaktieren, mit dem Ziel das Training wieder aufzunehmen. Als Motivationshilfe sollte dabei ein Gesprächstermin mit dem Betreuer vermittelt werden.

4.9 Aufbau und Durchführung des Betreuungskonzeptes

Die Basis für das Betreuungskonzept ist das fünf Stufen Modell der Trainingssteuerung sowie im mentalen Bereich das fünf Stufen Modell von Kanfer. Beide Modelle sollte mindestens einmal von dem Sportsüchtigen durchlaufen werden.

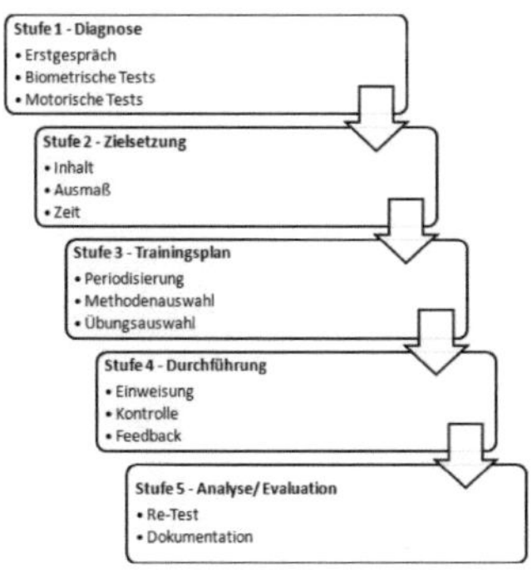

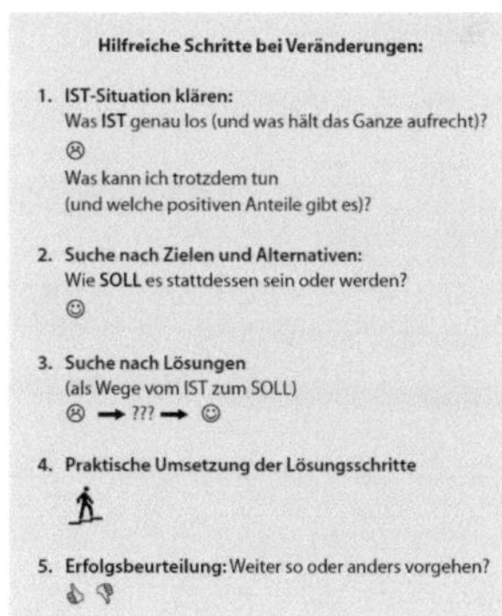

Abbildung 3: Trainingssteuerung (HINRICHSEN, 2010)

Abbildung 4: Verhaltenssteuerung nach Kanfer (KANFER/SCHMELZER, 2005, S. 21)

4.9.1 Eingangsdiagnostik

Das Eingangsgespräch stellt die Informationssammlung über Lebenslauf und Vorgeschichte dar. Die Lebenslaufanalyse darf dabei nicht zur Bewertung der Persönlichkeit herangezogen, sondern nur als „diagnostisches Mittel" (BAUMANN, 2006, S. 31) genutzt werden. Zuerst sollten dabei allgemeine Fragen gestellt werden (Neigungen oder Interessen neben dem Sport, entscheidende Erlebnisse im Sport und auch außerhalb, Freizeitgestaltung, beruflicher Werdegang). Anschließend sollten persönliche Fragen (soziale Bindungen, Selbstcharakterisierung, Fremd- oder Selbstbezogenheit, Reisen) und zum Abschluss des Gespräches sollten weiterführende Fragen gestellt werden (Herkunft, Eltern, Geschwister, Erziehung). In dem Eingangsgespräch sollte der Trainer auch in Erfahrung bringen, ob der Sportsüchtige noch Medikamente nimmt oder ob es irgendwelche Krankheiten/gesundheitliche Einschränkungen vorhanden sind. Nach der Auswertung erfolgt ein erstes Aufklärungsgespräch (BREDENKAMP, 1994, S.112).

Anschließend werden zwei verschiedene Tests durchgeführt. Zum einen ein biometrischer Test, um antropometrische und internistische Daten zu sammeln. Dazu wird eine Tanita Körperfettwaage verwendet und ein elektronisches Blutdruckmessgerät. Zum anderen ein sportmotorischer (ILB-Test), biomechanischer Test (Dr. Wolff Back-Check), Ausdauertest (PWC-Test) und Beweglichkeitstest (Neutral-Null-Methode), um die Kraft, Ausdauer, Beweglichkeit und Koordination zu bestimmen. Die Test dienen zur Einstufung des Sportsüchtigen in das ILB-Grobraster für die weiterführenden Trainingsmaßnahmen. Weiterhin können die Ergebnisse mit den Normwerten vergliechen werden. Aus den Ergebnissen können dann die Belastungsparameter für den Trainingsplan abgeleitet werden (SCHLAFFKE, 2011, S. 17).

Für die Eingangsdiagnostik sollten sich der Trainer und der Sportsüchtige zusammen einen Termin heraussuchen, weil es sehr entscheidend für den weiteren Verlauf der Rehabilitation besitzt. Der Trainer sollte schon versuchen eine erste Beziehungsebene zu dem Sportsüchtigen aufbauen. Bei dem ersten Gespräch sollte der Psychologe mit anwesend sein.

4.9.2 Zielsetzung

„Die exakte Zielformulierung bildet die grundlegende Vorraussetzung für die Beeinflussung unserer mentalen Prozesse. Ziele haben, psychologisch betrachtet, die Eigenschaft, sich selbst zu erfüllen (Selffulfilling Prophecy)" (AMLER/BERNATZKY/KNÖRZER, 2009, S. 25). Bei der Zielsetzung für die Rehabilitation wird aufbauend gearbeitet. Das erste Ziel, bevor es mit dem Rehabilitationstraining beginnen kann, ist die Formung der Grundeinstellung. Anschließend erfolgt die Ausbildung der Entspannung und der Unabhängigkeit vom Sport. AMLER/BERNATZKY/KNÖRZER (2009, S. 19) schreiben dazu: „Oftmals reicht das Offenlegen und Transparentmachen von inneren [...] Konflikten bereits aus, um einen lösungsorientierten Prozess zu initiieren". Die Ziele sollten dabei nach bestimmte Kriterien formuliert werden und integriert werden. Dabei müssen die Ziele bewusst mit dem Sportsüchtigen erarbeitet werden und sollten folgende Kriterien erfüllen:

1. Positiv formuliert werden
2. Eigenverantwortlich erreichbar
3. Konkret formuliert
4. Ökologisch
5. Sinnlich erlebbar

AMLER/BERNATZKY/KNÖRZER (2009, S. 24) geben dabei Fragen vor, um die Kriterien zu erfüllen.

Tabelle 4: Zielformulierung

Frage	**Antwort in Zusammenarbeit mit dem Trainer/Ansprechpartner (Beispiel)**
Was möchte ich erreichen ?	„Meinen Trainingsumfang um 10% senken."
Wann und wo möchte ich dies erreichen ?	„Bis zum..., möchte ich es hier im Studio erreichen."
Wie weiß ich und woran merke ich, dass ich mein Ziel erreicht habe ?	„Persönliche Zufriedenheit"

Was wird sich dadurch in meiner Arbeit/meinem Leben verändern ?	„Änderung meines Trainings und meines täglichen Ablaufs.“
Muss ich etwas dafür aufgeben ?	„Trainingseinheiten.“
Stellt das mein Ziel in Frage ?	„Nein.“
Muss ich eventuell mein Ziel verändern ?	„Nein.“ (Wenn hier mit ja geantwortet wird, sollte ab Frage zwei wieder von vorn begonnen werden)
Was ist mein endgültiges Ziel ?	„Bis zum...werde ich es schaffen, mein Trainingspensum um 10% zu reduzieren!“
Was ist mein persönlicher Gewinn bei der Zielerreichung ?	„Anerkennung bei meiner Familie und Freunden.“

„Die Basis für die optimale Beeinflussung mentaler Prozesse ist dann geschaffen, wenn im Bewusstsein und alltäglichen Handeln der Akteure die positive Zielformulierung selbstverständlich geworden ist“ (AMLER/BERNATZKY/KNÖRZER, 2009, S. 25). Daher muss auch im Training an einer positiven Zielformulierung gearbeitet werden. Anschließend nach dem ein Hauptziel formuliert wurde, sollten noch Zwischenziele vereinbart werden, die sich in nah-, mittelfristige und ferne Ziele unterscheiden. Die Nahziele dienen dabei der Steigerung der mentalen Stabilität und der konditionellen, technischen und taktischen Verbesserung (BAUMANN, 2006, S. 163). Die mittelfristigen Ziele beschränken sich auf Inhalte, die man zu realisieren wünscht, auch wenn sie zum jetzigen Zeitpunkt noch schwierig sind. Die Fernziele sind die Ziele, wie es sich der Sportsüchtige in Zukunft mit sich vorstellt.

Tabelle 5: Einteilung der Ziele in nah-, mittelfristige und ferne Ziele:

Zeitraum	Ziele
Nahziele	- „Ich konzentriere mich auf den Trainingsplan, welchen ich zusammen mit meinem Trainer erstellt habe.“ - „Ich akzeptiere die Übungen des Trainers.“
mittelfristige Ziele	- „Ich werde mich nur auf mich und die Übungsausführung konzentrieren.“ - „Ich will meine Sucht bekämpfen.“ - „Ich werde es schaffen nächstes Jahr mit meinen Freunden in den Urlaub zu fahren.“
Fernziele	- „Ich will mehr Zeit mit meiner Familie und meinen Freunden verbringen.“ - „Ich will beruflich wieder erfolgreich sein.“

4.9.3 Trainingsplanung

Unter Beachtung der Zielsetzung und den Ergebnissen aus der Eingangsdiagnostik legt der Trainer den Trainingsplan fest. Er entscheidet auch über die Trainingsschwerpunkte sowie die Trainingshäufigkeit pro Woche, die Trainingsdauer und den Umfang pro Einheit, die Trainingsintensität, über die Übungs- und Geräteauswahl, über die Organisationsform und über die zeitliche Struktur der Trainingsplanung.

Bei der Trainingsplangestaltung ist zu beachten, wie sich die körperliche und psychische Leistung des Sportsüchtigen entwickelt (SCHLAFFKE, 2011, S. 22).

4.9.4 Trainingsdurchführung

Zu Beginn jeder Trainingseinheit wird zunächst einmal ein Mental-Training durchgeführt, in dem es darum geht, die innere Sprache zu entwickeln. Anschließend erfolgt der Beginn des Krafttrainings. Der Trainer führt zusammen mit dem Sportsüchtigen ein Personal Training durch und wird bei jeder Trainingseinheit dabei sein. Es werden dabei feste Termine vereinbart. Zuerst bekommt der Sportsüchtige die Geräte erklärt und anschließend die Entspannungsmethoden (SCHLAFFKE, 2011, S. 22).

4.9.5 Analyse und Evaluation

In der Phase „Analyse und Evaluation“ erfolgt die Auswertung und die Bewertung des Trainings mit dem Sportsüchtigen. Dies geschieht in einem separaten Raum, am besten dort, wo schon das Eingangsgespräch und der Eingangstest stattgefunden haben. In dieser Phase werden die einzelnen Parameter noch mal neu gemessen. Ab hier sollte spätestens zum ersten Mal der Psychologe mit hinzugenommen werden (SCHLAFFKE, 2011, S. 22).

5 Ergebnisse

In diesem Kapitel werden nun die Fragestellungen beantwortet. Es wird der Ablauf eines Betreuungskonzeptes für das Fitnessstudio vorgestellt. Es ist zu klären, welche Aufgaben der Trainier in diesem Betreuungskonzept hat und welche Aufgaben auf die Mitarbeiter zukommen. Es ist nicht nur wichtig rehabilitativ zu arbeiten sondern auch präventiv. Es werden primäre-, sekundäre- und tertiärepräventionsmaßnahmen vorgestellt.

5.1 Ablauf der Betreuung

In diesem Abschnitt soll chronologisch dargestellt werden, wie es zu einem optimalen Ablauf der Betreuung kommt.

1. Trainingstermin

Im ersten Trainingstermin werden folgende Instrumente eingesetzt:

- Eingangsgespräch: Mit der speziellen Erfassung des Zustandes des Sportsüchtigen sowie die Parameter für ein Risikoprofil. Das Eingangsgespräch wird durch die schriftlich festgehaltene Kundenanamnese und den Fragebogen von OGDEN/VEALE/SUMMERS über die Sportsucht ergänzt.
- Aufbau des Selbstmanagement Trainings: Schritt 1-3 werden durchgeführt: 1: Ist-Situation klären, 2: Suche nach Zielen und Alternativen, 3: Suche nach Lösungen
- Erhebung von biometrischen Daten: Messung des Körpergewichtes und des Körperfettanteils mit Hilfe einer Bioimpendanzanalyse. Blutdruck und Tagespuls werden elektronisch ermittelt.
- Sportmotorische und biomechanische Tests werden durchgeführt: PWC-Test, Dr. Wolff Back-Check und die Neutral-Null-Methode.
- Festlegung von Zielen: Zielsetzung von kurz-, mittel- und langfristigen Zielen.

Für den ersten Trainingstermin mit den Instrumenten (Eingangsgespräch, Aufbau des Selbstmanagement-Training, Erhebung von biometrischen Daten, sportmotorische und biomechanische Tests, Festlegung der Ziele) stehen 120 Minuten zur Verfügung.

Danach erfolgt die Trainingsplanung und Ausarbeitung des Trainingsplans für ein Kraft-Ausdauer-Training (Makro-, Meso-, Mikrozyklusplanung) (siehe Anhang 5-7). Die Planung des Trainings erfolgt nach einer ca. 6-8 wöchigen Orientierungsphase mit der individuellen Leistungsbildmethode. Für den Sportsüchtigen wird der erste Mesozyklus spezifisch auf das Erlernen neuer für ihn sportfremder

Übungen aufbauen. Anschließend erfolgt ein Entspannungstraining. Vor jedem Training wird ein Mental- und Visualisierungstraining mit der Einübung der positiven inneren Sprache trainiert, welches einen Umfang von 30 Minuten hat. Es ist zunächst einmal wichtig das Grundverhalten herzustellen, bevor mit dem Rehabilitationsprogramm begonnen werden kann. Für die Planung stehen 75 Minuten zu Verfügung.

Verantwortungsbereich: Im Bereich der Eingangsdiagnostik und der Trainingsplanerstellung sind der Bereichsleiter im Fitness, der Ansprechpartner (Trainer) für den Sportsüchtigen sowie ein Diplom-Psychologe zuständig.

2. Trainingstermin:

Am zweiten Termin wird im Rahmen des Trainings, die Auswertung des Eingangsgespräches, ein Mental- und Visualiserungs-Training sowie die Trainingseinweisung durchgeführt. Die Auswertung und das Mental- und Visualiserungstraining erfolgt dabei in einem seperaten Raum. Im Mentaltraining liegt der Schwerpunkt auf der Umsetzung des 4. Schrittes des fünf Stufen Modells von KANFER. Anschließend findet eine Einweisung in das Training und die Geräte statt. Um eine ausreichende Intensität festzustellen wird nach der ILB-Methode das Belastungsempfinden des Sportsüchtigen bestimmt und nach dem ILB-Grobraster eingeordnet. Nach dem Training erfolgt das Einüben der Entspannungsmethoden.

Für die Auswertung, des Mentaltrainings, der Trainingseinweisung und des anschließenden Einüben der Entspannungsmethoden stehen 180 Minuten zur Verfügung.

Verantwortungsbereich: Im Bereich des mental-medizinischen Fitnesstrainings sind der Ansprechspartner/Trainer, der Bereichsleiter Fitness sowie ein Diplom - Psychologe für die Trainingseinweisung und Trainingsüberwachung zuständig.

3. Trainingstermin

Um das bisher erlernte Training zu festigen, findet zusammen mit dem Ansprechpartner ein dritter Termin statt. Hier trainiert der Sportsüchtige schon selbst an den Geräten, wird aber die ganze Zeit vom Ansprechpartner betreut und überwacht. Nur das mentale und Visualiserungstraining und das Einüben der Entspannungsübungen wird in Zusammenarbeit mit dem Anprechpartner/Trainer durchgeführt. Der Trainer greift nur bei Bedarf oder als Hilfestellung ein.

Wenn der Trainer und der Sportsüchtige der Meinung sind, dass sowohl der Trainer als auch der Sportsüchtige sich noch nicht ganz vertraut mit dem Trainingsplan fühlt, können noch weitere Trainingstermine mit dem Trainer vereinbart werden. Die weiteren Trainingstermine laufen wie der dritte Trainingstermin ab. Ab jetzt sollte der Sportsüchtige nun so weit sein, dass er allein trainieren kann. Für den Trainingstermin stehen 150 Minuten zur Verfügung.

Verantwortungsbereich: Beim dritten Trainingstermin liegt allein beim dem Ansprechpartner für den Sportsüchtigen die Verantwortung.

1. Folgetermin

Das erste Folgetraining läuft zum größten Teil eigenständig ab. Zu Beginn des Trainings sollte der Sportsüchtige sich selbst schon mental auf das Training vorbereiten können. Das Training an den Geräten und das Entspannungsverfahren, sollte der Sportsüchtige nun für sich selbst beherrschen. Auf der Trainingsfläche befindet sich mindestens ein Trainer, der bei der Beantwortung von Fragen, Feedback und Korrektur behilflich sein kann. Es stehen 120 Minuten für den Termin zur Verfügung.

Verantwortungsbereich: Ab dem ersten Folgetermin wird der Trainingsvollzug und die Entspannungsmethoden überwacht. Für den Verantwortungsbereich sind alle Trainer zuständig.

5.2 Durchführung von Re-Tests

5.2.1 Sportpsychologische Re-Tests

Die Überprüfung der Grundhaltung zum Training und zu sich selbst muss zu Beginn des Betreuungskonzepts alle drei Tage überprüft werden. Dazu dient als Grundlage das fünf Stufen Modell von Kanfer. Bei der Durchführung von Re-Tests tritt die fünfte Stufe der Erfolgsbeurteilung in Kraft. Im wesentlichen bestimmen hier die umgesetzten Maßnahmen den Therapieerfolg. Dabei ist es wichtig, auf die Aussagen des Sportsüchtigen zu achten und auf seine Reaktionen. Diese Re-Tests erfolgen zusammen mit dem Ansprechpartner und dem Psychologen in dem seperaten Raum. Für den psychologischen Re-Test stehen 60 Minuten zur Verfügung.

5.2.2 Sportwissenschaftliche Re-Tests

In einem Abstand von acht Wochen wird das Gerätetraining zusammen mit dem Sportsüchtigen ausgewertet und evaluiert. Hierzu erfolgt ein individuelles Gespräch mit dem Ansprechpartner und es werden erneut die sportwissenschaftlichen Tests durchgeführt (Messung der biometrischen Daten und Messung der sportmotorischen Fähigkeiten sowie der Herz-Kreislauffunktion). Die Ergebnisse werden dokumentiert und dienen als Basis für die neue Zielstellung und den Trainingsplan. Je nachdem ob die Daten Veränderung zeigen oder nicht, muss der Trainingsplan umgestellt werden und hinterfragt werden, warum sich nichts geändert hat. Danach erfolgt eine neue Unterweisung in die neuen Trainingsübungen. Die Unterweisung dauert so lange, bis der Sportsüchtige ein selbstständiges Training durchführen kann. Hierzu stehen insgesamt zwei Termine zu Verfügung. Zum einem für die Messungen und die Re-Tests und zum anderen für die Trainingseinweisung. Für den ersten und zweiten Re-Test-Termin sind jeweils 90 Minuten eingeplant. Dieser erfolgt zusammen mit dem Ansprechpartner und dem Psychologen.

5.3 Ablauf des Bertreuungkonzeptes

Die nachfolgende Tabelle zeigt den Überblick, wie das Betreuungskonzept aussehen soll.

Tabelle 6: Ablauf im Überblick (eigene Darstellung)

Zeit	Inhalte
1. Trainingstermin: Gesamtdauer = 195 Min.	
120 Min.	- Eingangsgespräch inkl. Anamnese mit einem Psychologen - Erhebung der biometrischen Daten - Erhebung von biomechanischen und sportmotorischen Daten (PWC-Test, Dr. Wolff Back-Check, Neutrall-Null-Methode) - Aufbau des Selbstmanagement-Training - Festlegung von Zielen
75 Min.	- Trainingsplanung: Mental- und Visualisierungstraining sowie Gerätetraining und Entspannungsmethoden
2. Trainingstermin: Gesamtdauer = 180 Min.	
60 Min.	- Auswertung der Daten zusammen mit einem Psychologen - Übung des Mental- und Visualiesierungstrainings
60 Min.	- Einweisung in die Trainingsgeräte
60 Min.	- Einweisung in die Entspannungsmethoden
3. Trainingstermin: Gesamtdauer = 150 Min.	
30 Min.	- Übung des Mental- und Visualierungstrainings
60 Min.	- Eigenständiges Training unter Beobachtung des Ansprechpartners
60 Min.	Übung der Entspannungsmethoden
1. Eigenständiger Trainingstermin: Gesamtdauer = 120 Min.	
120 Min.	- Eigenständiges Trainieren unter Beobachtung der Flächentrainer
Re-Test/1. Folgetermin	

60 Min.	- Gespräch mit dem Ansprechpartner und dem Psychologen (Diagnosegespräch) - Überarbeitung der psychologischen Maßnahmen (Mentaltraining und Entspannungsmethoden)
90 Min.	- erneute Messung der biometrischen Daten - erneute Messung der sportmotorischen und biomechanischen Daten - Überarbeitung des Gerätetrainingplans
Re-Test/2. Folgetermin	
90 Min.	- Auswertung der Tests - Einweisung in die neuen Trainingsübungen
90 Min.	-Auswertung des psychologischen Gesprächs - Übung des neuen Mentaltrainings und Einübung der neuen Entspannungsübungen

5.3.1 Begründung zum Ablauf des Betreuungskonzeptes

Das Konzept basiert auf mehreren Grundpfeilern. Speziell im mentalen Training muss davon ausgegangen werden, dass der Sportsüchtige eine geringe Belastbarkeit aufweisen wird. Deswegen wird vor jeder Trainingseinheit, ein mentales Training zur Stärkung der inneren Sprache und zur Stärkung des Selbstbewusstseins durchgeführt. Zudem ist es wichtig seine alten Bewegungsmuster zu durchbrechen und mit ihm ein gegenteiliges Training durchzuführen. Zum Beispiel soll ein Ausdauersüchtiger Krafttraining für den Oberkörper machen. Ein zentrales Problem bei dem Konzept ist es, dass die Bewegungskoordination in anderen Körperteilen des Sportsüchtigen schlecht ausgeprägt ist, weil er sein ganzes Leben lang nur einseitig trainiert hat. Daher sieht das Betreuungskonzept drei feste Termine vor, die im Optimalfall aufeinander aufbauen, um bereits frühzeitig zu intervenieren und eine technisch korrekte Übungsausführung zu gewährleisten. Sogar bei einer einwandfreien Geräte- und Übungsanweisung ist die Wahrscheinlichkeit hoch, dass der Sportsüchtige auch anschließend noch Fehler in die Bewegung einbauen wird. Um dies zu verhindern ist auch ein Trainer immer auf der Trainingsfläche.

Der Trainingsplan ist in unterschiedliche Zielbereiche aufgeteilt. Das Training soll bewirken, dass der Athlet neue Bewegungsmuster kennenlernt und abweichende Übungen von seinem bisherigen Sport ausführt. Der Trainingsplan für den mentalen Bereich hat zum Ziel, dass der Athlet aus seiner Stresssituation entfliehen kann und er sich selbst und seinen Körper wieder wahrnimmt. Mit Hilfe von Selbstgesprächsstrategien und der Unterstützung des Psychologen soll ein Aufbrechen des bisherigen Verhaltens bewirkt werden.

Durch die Re-Tests und dessen Wiederholung werden die Trainingserfolge für den Sportsüchtigen greifbar und fassbar. Sie haben im besten Falle die Wirkung für eine langfristig gute Trainingsmotivation.

Die Eingangsdiagnostik und die Trainingseinweisung sind getrennt voneinander, weil dadurch die Schwerpunkte unterschiedlich gelegt werden können. So können sich Trainer/Ansprechpartner und der Sportsüchtige genügend Zeit nehmen, um sich über die Situation Klarheit zu verschaffen. Bei der Trainingseinweisung kann sich dann voll auf das Training konzentriert und der Trainingsplan kann im Ganzen besprochen werden.

Das Hauptziel besteht langfristig darin, den Sportsüchtigen zu einem normalen Gesundheitstraining zurückzuführen und ihn dabei mental so zu stabilisieren, dass er auf lange Sicht auf psychologische Unterstützung verzichten kann. Das Gesundheitstraining soll dabei eigenständig vollzogen werden und dies soll durch sukzessiv betreute Termine erreicht werden.

5.4 Rolle des Trainers

Der Erfolg und die Arbeit liegen bei dem Betreuungskonzept beim Trainer und dessen Team. Er ist für die Vermittlung und Durchführung der direkten Trainings- und Bewegungssteuerung und für die Ausübung, der in diesem Zusammenhang vorliegenden sportpsychologischen und sportwissenschaftlichen Trainingsverfahren, verantwortlich.

Der Trainer muss zu Beginn des Trainings zusammen mit dem Sportsüchtigen und dem Psychologen zuerst ein Ziel aufstellen. Beim Aufstellen des psychologischen Ziels ist zu beachten, dass es drei Arten der Formung gibt, das Vor-, Nach- und Zubereiten.

Die Vorbereitung findet bei dem Sportsüchtigen und dem Trainer vor jedem Trainingstermin statt. Um die Nach- und Zubereitung kümmert sich dann der Trainer zwischen den Trainingseinheiten. Dazu gehört auch die prinzipielle Bereitschaft zur Anpassungsfähigkeit in aktuellen Situationskonflikten. Dazu ist eine ständige Überprüfung der Grundeinstellung notwendig. Der Trainer muss sich die Fragen stellen, ob die Überlegungen stimmen? Ob die Motive richtig und auch zu erreichen sind?, waren die Raktionen der Situation angepasst?. Mit dem vereinbarten Ziel wird der Sportsüchtige einen Vertrag eingehen. Dabei verpflichtet er sich sein Trainingspensum zu reduzieren und beim Training mindestens zwei bis drei Mal pro Woche den Trainingsplan vom Trainer durchzuführen. Gelingt es dem Sportsüchtigen den Vertrag einzuhalten darf er als Belohnung einen Tag sein eigenes Training durchführen. Gelingt es ihm nicht, werden ihm sportliche Aktivitäten untersagt.

5.4.1 Nutzung von aufbauenden Verfahren

Neben den Verfahren von Lob und Tadel wird auch die Suggestion sowie Autosuggestion benötigt. Es geht dabei um die Bewertung des Verhaltens und der sportlichen Leistung. Lob und Tadel sollten jedoch die häufigsten Belohnungs- und Bestrafungsmethoden sein. Dem Sportsüchtigen sollte vorab bewusst gemacht werden, dass diese Methode zur Formung der Grundeinstellung dient und zum Aufbau der Leistungsbereitschaft. Lob und Tadel haben weiterhin zum Ziel, eine Veränderung im Wollen und Tun hervorzurufen um so das Selbstwertgefühl anzuheben. Beide besitzen eine unterschiedliche Wirkung. Bevor der Trainer Lob und Tadel ausspricht, sollte er sich vorher Gedanken über den Sinn und Zweck sowie die Wirkung machen. Eine gute Diagnose der Situation und eine gute Kenntnis des Betroffenen sind Vorraussetzung. Es gibt Personen die nur bestraft werden wollen und die nur auf Strafe reagieren. Der Tadel kann dabei sehr unterschiedlich ausfallen. Es können eine negativ gemeinte Gesichtsmimik oder sogar Geldbußen sein. Bei sensiblen Typen reicht der böse Blick und bei den "harten Typen" hingegen muss schon harte Worte her, damit sie zur Vernuft kommen und ihnen ihr Verhalten bewusst wird.

Lob sollte in der Betreuung häufiger verwendet werden. Das Lob hat einen Aufmunterungscharakter und soll somit aufbauend wirken. Beim Lob geben die Berechtigung und die Dosierung den ausschlaggebenden Punkt. Übermäßiges Loben sowie zu starke Zurückhaltung haben dabei keinen erzieherischen Wert. Der Trainer sollte sich nicht scheuen, angemessen zu loben oder auch zu tadeln.

Neben Lob und Tadel wird auch die Suggestion immer wieder als Funktion eingesetzt, um Grundgestimmtheiten zu erzeugen und bei der Zubereitung in aktuellen Situationen Fehlleistungen psychogener Art zu verhindern. Die Suggestion hat in diesem Sinne die Absicht von Empfindungen, Wahrnehmungen, Reaktionen, Erfahrungen und Gewohnheiten zu wecken. Dabei darf die Suggestion nicht sinnlos sein. Sie muss auf greifbar bzw. begreifbar, glaubhaft und auf begründbaren Einsichten aufbauen. „Ich schaff das, ich glaub an mich!", sollte dabei eine Suggestion darstellen (Autosuggestion). Man sollte trotzdem beachten, dass die beste Suggestionstechnik nicht zum Erfolg führt, wenn die Vorraussetzung nicht stimmt.

Die Fremdsuggestion sieht den Einsatz von kleinen psychotherapeutischen Mitteln, wie Rat, Überredung, Ermunterung, Überzeugung und Ermahnung vor. Am besten kann der Trainer damit überzeugen, wenn er eine starke Persönlichkeit besitzt, logische Beweisführung durchführen kann, vertraut mit dem Thema der Sportsucht ist, mit eigenem Können und seinem Verhalten überzeugt. Durch Zusprüche aus guten Kenntnissen und dem Verhalten des Trainers wird das Betreuungskonzept zum Erfolg führen. Die passende Wortwahl wird das Bemühen, das Ziel zu erreichen, unterstützen.

Der Trainer kann auch Hilfsmittel einsetzen, wie Skepsis/Provokation und Remotivation. Bei der Skepsis/Provokation handelt es sich um bewusstes und starkes Anzweifeln der Situation. Es soll ein gegensinniges Streben bei dem Süchtigen hervorrufen. In der Remotivation geht es um ein Herauslocken aus der Reserve, indem über ein anderes Interessenfeld des Betroffenen auf den ursprünglichen Beweggrund zurückgeführt wird.

5.5 Service Personal

Das Service-Personal überwacht das Training im indirekten Sinne. Mit Hilfe einer Studioverwaltungssoftware wird herausgefiltert, wie oft der Sportsüchtige zum Training kommt. Dies wird dann dem Ansprechpartner mitgeteilt.

Die Service Mitarbeiter sind für den Sportsüchtigen, sowohl in den Trainingspausen sowie nach und vor dem Training da. Sie sollen versuchen in den Pausen, den Sportsüchtigen von dem Thema Sport abzulenken und auf andere interessante Themen zu lenken. Dies können z. B. aktuelle Veranstaltungen im Studio oder auch Veranstaltungen von Kooperationspartnern sein. In solchen Situationen besteht auch immer wieder die Chance, wenn eine zweite Person noch in der Nähe sein sollte oder am Tresen, den Sportsüchtigen in ein Gespräch in eine Gruppe zu integrieren, um so das Sozialverhalten zu steigern. Vorraussetzung hierfür ist jedoch eine ausreichende personelle Besetzung.

5.6 Gruppentrainingsbereich

Der Gruppentrainingsbereich hat zur Aufgabe den Sportsüchtigen aus seiner Einstellung, allein sein Sport nachzugehen, zu befreien und ihn die Gruppendynamik spüren zu lassen. Im Gruppentrainingsbereich soll die soziale Interaktion gefördert werden. Es können ebenfalls, auch wie im Einzeltraining, Entspannungsübungen oder auch Stressmanagmenttechniken ausgeübt werden. Ausschlaggebend ist dabei die Motivation der Gruppe. Auch die Kombination aus entspannenden und aufbauenden Verfahren sind im Gruppentrainingsbereich möglich. Das Beispiel der Redekur zeigt schon, dass manche Verfahren, besonders die Suggestion, bei gemeinschaftlicher Ausführung noch verstärkt werden können. Es treten wechselwirkende Begeisterungen auf, wie bei einer Gruppenpsychose. Nebenbei formen auch diese therapeutischen Bemühungen ein besseres Miteinander. Vorraussetzung für ein Formen der Gruppe ist, dass der Kursleiter/Gruppentraining-Bereichsleiter ein gutes Verhältnis zu den Mitgliedern und zu den Kursteilnehmern hat.

5.7 Entwicklung von Präventionsmaßnahmen

5.7.1 Primäre Präventionsmaßnahmen

In der Primärprävention ist es wichtig für das Thema Sportsucht, ein Bewusstsein zu schaffen und dieses auch zu stärken. Der Sportler soll dabei für die Krankheit der Sportsucht sensibilisiert werden. Zum Ziel sollte die primäre Prävention haben, dass die Sportler die Symptome der Sportsucht kennen und eine mögliche Gefährdung bei sich selbst oder anderen Sportler wahrnehmen. Aktuellen Medien sollten dazu genutzt werden, zu denen der Sportler und auch die Trainer Zugang haben. Im Studio sollten dafür Artikel aus Zeitschriften über das Thema Sportsucht liegen oder auch Veröffentlichungen, Studien oder auch Aufsätze die über so ein Thema berichten (vgl. Bodylife, Menshealth).

Ist es möglich, dass ein Fernseher zur Verfügung steht sollte dieser genutzt werden um TV-Spots über das Thema der Sportsucht einzublenden sowie Interviews mit Betroffenen oder auch mit Psychotherapeuten.Die Trainer auf der Fläche können durch einen engen und ständigen Kontakt mit den Mitgliedern Aufklärungsarbeit leisten. Diese kann auch während des Trainings erfolgen, in den Belastungspausen oder auch vor und nach dem Training.

5.7.2 Sekundäre Präventionsmaßnahmen

Im Unterschied zur Primärprävention hat die Sekundärprävention die Aufgabe die Krankheit der Sportsucht festzustellen. Mit Hilfe von Re-Tests, Gesundheitschecks und Fragebögen sollte zunächst ermittelt werden, inwieweit der Sportler von der Sportsucht betroffen ist. In dem Gespräch mit dem Mitglied sollte der Trainer Strategien zur Aufklärung und Bewusstmachung verwenden, um den Sportsüchtigen erst einmal an das Thema heranzuführen. Zur Hilfe für die Feststellung wird der Fragebogen von ODGEN/VEALE/SUMMERS (siehe Anhang 3) oder eine Checkliste verwendet werden, welcher den Sportsüchtigen seine Krankheit bewusst macht. Um anschließend Maßnahmen zu entwickeln, um gegen diese Krankheit anzukämpfen. Anhand einer Checkliste, die auch im Sinne der Selbstkontrolle für das Mitglied mithilft, soll mit Hilfe von Aussagen das Ausmaß der Sportsucht herausgefunden werden. Unter anderem wird die sportliche Aktivität mit den sportlichen Aktivitäten verbundene Verluste oder die Ausübung von Sport trotz Verletzungen deutlich gemacht. Wenn nun ein Sportler vielen Aussagen zustimmt und seinen Zustand als gefährdet ansieht, müssten neue Schritte eingeleitet werden und die tertiäre Prävention beginnen.

Das Tresenpersonal/Servicepersonal hat die Chance während einer Pause in einem Gespräch die Person auf ihr intensives sportliches Verhalten anzusprechen. Der optimale Fall wäre es, wenn dieses Gespräch in einem ruhigen Raum stattfindet mit einem Kaffee oder Eiweißshake.

5.7.3 Tertiäre Präventionsmaßnahmen

Erst wenn die Krankheit der Sportsucht zu weit voran geschritten ist, sollte eine professionelle therapeutische Maßnahme eingreifen. Ab hier greift das Betreuungskonzept in einem Fitnessstudio. Die Aufgabe der Mitarbeiter besteht darin, dass der Sportsüchtige sein krankheitsfördernes Verhalten durchbricht und wieder eine Verbesserung des Zustandes einleitet.

6 Diskussion

6.1 Kritische Betrachtung der Ergebnisse und Interpretation

In Studien konnte bewiesen werden, wie sich das Mentaltraining bei der Rehabilitation auswirkt. In der Studie von BARGFELDT/UNTERBERGER (2002) wird berichtet in wie weit mentales Training, einen positiven Einfluss auf den Verlauf von Krebstherapien haben kann. Sie zeigen auf, dass sich das seelische Befinden der Probanden innerhalb von sechs bzw. zwölf Monaten verbessert hat und dass die innere Ruhe zugenommen hat. Weiterhin konnten sie beweisen, dass die Nervosität und Angst bei den Probanden abgenommen hat. GROUIUS (1992) kommt zu dem Fazit, dass mentales Training in Verbindung mit praktischem Training effektiver ist als beide Trainingsformen einzeln. Diese Ergebnisse von anderen Studien zeigen Parallelen zu den Ergebnissen dieser Arbeit.

Das Betreuungskonzept basiert auf der Trainingssteuuerung und dem fünf Stufen-Modell von KANFER (2005) und bietet somit eine gute Grundlage für das Lenken des Sportsüchtigen im sportwissenschaftlichen sowie sportpsychologischen Bereich. Durch das Eingangsgespräch und den Eingangstest wird eine Grundlage das Betreuungskonzept geschaffen. Durch die Planung kann später analysiert werden, welche Übungen und Entspannungsmethoden sich bewährt haben und welche nicht.

Zeitaufwand

Durch den hohen Zeitaufwand beim Eingangsgespräch sowie die Entspannungsmethoden am Ende einer jeden Trainingseinheit, benötigt das Betreuungskonzept viel Zeit für die Umsetzung. Zeit ist aber das was der Sportsüchtige benötigt, um wieder zu sich selbst zurück zu finden und um die Übungen umzusetzen.

Personalaufwand/ Personalkosten

Nicht nur der reguläre Trainingsbetreib muss weiter gehen, sondern auch die für den Sportsüchtigen abgestellten Trainier/Ansprechpartner müssen zum Einsatz kommen. Es hat zur Folge, dass für dieses Betreuungskonzept noch zusätzliches Personal benötigit wird.

Da zusätzlich noch ein Psychologe mit in das Betreuungskonzept integriert ist, führt das zu einem erhöhtem Personalbedarf und zu höheren Personalkosten für das Studio. Hier wäre vorab zu klären, ob es einen Zuschuss von den Krankenkassen gibt oder ob es zu einer Selbstbeteiligung seitens des Sportsüchtigen kommt.

6.2 Grenzen des Betreuungskonzeptes

Die Arbeit mit sportsüchtigen Menschen kann Erfolg haben, der Erfolg ist aber wesentlich abhängig von dem Süchtigen (Bsp. Kooperationsbereitschaft, Motivation). Nicht alle Sportsüchtigen sind für alle Gefühlsrichtungen zugänglich und vor allem nicht in der verschiedenartigen Stärke, Dauer und Tiefe der Gefühlsregung. Die Ziele, Motive und Handlungen werden nicht immer für den zu Betreuenden verständlich sein, besonders wenn dessen Eigenart absonderlich ist oder eigene Erfahrungen auf diesem Gebiet fehlen.

> „Auch beim Ablauf der [Trainingseinheiten] entstehen wie bei den Eindrücken Überlagerungen, Übersprünge und bewusste bzw. unbewußte Verdrängungen. Es gibt ein Umformen der Mechanismen durch den Willen und eine Übergabe willentlich erlernter Gewohnheiten an die Motorik. Und schließlich treten alle Eigenschaften und Stimmungen in fließender Form auf" (WITTMANN, 1976, S. 86).

Die aufgezeigten Grenzen machen zwar die Aufgabe der Trainierbarkeit schwer, besonders das Behandeln des Menschen, aber sie machen es nicht unmöglich. Die Grenzen zu verstehen, zu deuten und damit auch die Beeinflussung seelischer Vorgänge im sportlichen Bewegungs- und Antriebsleben machen deutlich, dass die Mitarbeiter, Betreuer und Freunde sich mit dem Thema der Sportsucht intensiv befassen müssen.

6.3 Weitere Forschungsarbeit

Da die Sportsucht noch ein wenig erforschtes Gebiet ist, würden sich weitere Studien und Nachforschungen anbieten. Zunächst müsste herausgefunden werden, wie viele Sportsüchtige es tatsächlich in Deutschland gibt und wie viele in einem Fitnessstudio trainieren. Dadurch kann herausgefunden werden in wie weit die Krankheit der Sportsucht in Deutschland schon vorangeschritten ist. Besonders die Wirkung von Entspannungsmethoden auf das sportliche Verhalten müssten weitere Untersuchungen folgen.

7 Zusammenfassung

Sport treiben ist gesund und macht Spaß. Was ist aber, wenn aus Spaß eine Sucht wird. Die Medien signalisieren uns, dass heutzutage jeder einen perfekten Körper haben muss. Dazu begeben sich viele Sportbegeisterte in ein Fitnessstudio und versuchen dieses Ziel mit allen Mitteln zu erreichen. Sie definieren sich nur noch über ihren Körper. Es fängt harmlos mit regelmäßigen Kraft- und Ausdauertrainings an und endet manchmal bei der Sportsucht in ein tägliches Sportpensum, welches absolviert werden muss. Sowohl Männer als auch Frauen können von der Sportsucht betroffen sein.

Für die Mitarbeiter eines Fitnessstudios ist es schwer, solche Sportbegeisterten zu betreuen. In ihrer Ausbildung lernen sie nur die grundlegenden Dinge über die Trainingslehre und den Umgang Menschen, um diese für den Sport zu begeistern. Jetzt ist aber genau der umgedrehte Fall Tatsache. Sie müssen den Sportsüchtigen von ihrem Sporttreiben wegbringen und müssen ihnen verdeutlichen, dass es noch andere Lebensinhalte als den Sport gibt.

Um dies zu realisieren muss es einige Veränderungen im Fitnessstudio geben. Es muss das Personal umgestellt werden und die Mitarbeiter müssen Weiterbildungen besuchen. Auch die Kurstrainer müssen mit einbezogen werden. Sie können unter anderem versuchen den Sportsüchtigen in die Gruppe zu integrieren.

Um so etwas zu koordinieren benötigt das Studio ein spezielles Betreuungskonzept. Das Betreuungskonzept beinhaltet die wesentlichen Merkmale der Trainingswissenschaften (Trainingssteuerung, Eingangsdiagnostik, Zielsetzung, Trainingsdurchführung, Evaluation und Re-Tests) und des sportpsychologischen Trainings. Der Schwerpunkt liegt speziell auf dem Erlernen von Stressmanagement-Techniken (autogenes Training, Progressive Muskelentspannung), sowie dem mentalen Training und der damit verbunden inneren Sprache. Nicht nur die Behandlung von Sportsucht ist wichtig, sondern auch die Präventionsarbeit.

Zur Primärprävention treten die Trainer in den direkten Kontakt mit den Mitgliedern und informieren sie über das Thema der Sportsucht. Weiteres Infomaterial wird im Studio ausgelegt. Bei der Sekundärprävention achten die Trainer speziell auf die Symptome der Sportsucht und vergleichen diese mit den Verhaltensweisen der einzelnen Mitglieder.In der Tertiäreprävention setzt dann das Betreuungskonzept im Fitnessstudio an, welches zur Aufgabe hat den Sportsüchtigen zurück zu einem gesundheitsorientierten Training zu führen.

Die Sportsucht wird in den nächsten Jahren ein weit verbreitetes Phänomen in den Fitnessstudio sein, auch bedingt durch die steigende Teilnehmerzahl an Marathonläufen. Es wird dazu führen, dass immer mehr Sportsüchtige in ein Fitnessstudio gehen, um dort den nächsten Kick zu erleben. Dieses Betreuungskonzept ist ein Ansatz, um gegen die Sportsucht anzugehen und den Trainern Sicherheit im Umgang mit den Süchtigen zu geben. Da die Sportsucht noch ein sehr junges Phänomen ist, benötigt es noch viel an Nachforschungen, um auch später das Betreuungskonzept anzupassen, sodass der Süchtige zu einem gesundheitsorientiertem Training zurückgeführt werden kann.

8 Literaturverzeichnis

ADAMS, J./MILLER, T./KRAUS, R.: Exercise Dependence: Diagnostic an Therapeutic Issues for Patients in Psychotherapy. In: Journal of Contemporary Psychotherapy,Vol. 33 (2003), No. 2, S. 93-107.

ALFERMANN, D./STOLL, O.: Nebenwirkungen von Sport. In: STOLL, O./ PFEFFER, I./ALFERMANN, D. (Hrsg.): Lehrbuch Sportpsychologie. Verlag Hans Huber, Bern 2010, S. 329- 358.

AMLER, W./BERNATZKY, P./KNÖRZER, W.: Mentaltraining im Sport. 2. Auflage. Meyer und Meyer, Aachen 2009.

BARGFELDT, M./UNTERBERGER, G.: Psychologische Begleitung von Krebstherapien mit Hilfe von Medien, 2002. Online im Internet: http://www.krebstherapie-media.de/cms/upload/pdf/Studie_Therapiebegleitsystem.pdf [Stand: 16.02.2012].

BAUMANN, S.: Psychologie im Sport. 4. Auflage. Meyer und Meyer, Aachen 2006.

BECKMANN, J./KALLMANN, M.: Sportpsychologische Praxis: Von der Diagnostik zu Training und Intervention, 2008. Online im Internet: http://www.hogrefe.de/programm/media/catalog/Book/978-3-8017-0597-8_lese.pdf [Stand: 12.02.2012].

BREUER, S./KLEINERT, J.: Primäre Sportsucht und bewegungsbezogene Abhängigkeit - Beschreibung, Erklärung, Diagnostik. In: BATTHANY, D./PRITZ, A. (Hrsg.): Rausch ohne Drogen – Substanzungebundene Süchte. Springer Wien 2009, S. 191–218.

BRANDHOFF, E.: Sport - Zuviel des Gesunden, 2011. Online im Internet: http://www.netdoktor.de/Gesund-Leben/Sport+Fitness/Training/Sportsucht-Zuviel-des-Gesunden-9735.html [Stand: 04.02.2012].

BUCHNER, J.: Sportsucht und Nachwuchsleistungssport. In: WÖRZ, T./LECHELER (Hrsg.): Die Psyche des Leistungssportlers - die komplexe Herausforderung ein Talent zu begleiten. PABST SCIENCE PUBLISHERS, Lengerich 2010 S. 54-59.

CASTILLON, M.: Das Phänomen der Sportsucht. 1. Auflage. Grin Verlag, München 2007.

CLASING, D.: Körpergewicht und sportliche Leistung. In: CLASING, D./ DAMM, F./MARX, K./PLATEN, P. (Hrsg.): Die essgestörte Athletin. Sportverlag Strauß, Köln 1996 S. 19-20.

DEHN-HINDENBURG, A.: Soft Skills wichtiger als Therapieerfolg, 2012. Online im Internet: http://www.up-aktuell.de/news/2012/02/soft-skills-wichtiger-als-therapieerfolg-17325.html [Stand:10.02.2012].

FUNK, C.: Wenn Sport zur Sucht wird, 2011. Online im Internet: http://www.gesundheit.de/krankheiten/psyche-und-sucht/suchterkrankungen/sportsucht-gestoertes-koerperbild [Stand: 27.02.2012].

GEIß, K./HAMM, M.: Handbuch der Sportler-Ernährung. 2. Auflage. Behr's Verlag, Hamburg 2000.

GOLDSTEIN, A./ COX, B.: Opioid Peptides (Endorphins) in Putiutary and Brain. In: Psychoneuroendocrinology 2 (1977), S. 11-16.

GROUIUS,G.: Mental Pratice: A review. In: Journal of Sport Behavior 15 (1992) 1, S. 42-59.

GRÜßER-SINOPOLI, S: Lerntheoretischer Erklärungsansatz zur Entstehung und Aufrechterhaltung von abhänigem Verhalten: Empirische Erhebung des Verlangens, 2005 Online im Internet: http://www.diss.fu-berlin.de/diss/servlets/MCRFileNodeServlet/FUDISS_derivate_000000002349/01_Kapitel2.pdf?hosts= [Stand: 03.02.2012].

HARBACH, H./HAPELMANN, G./MATEJEC, R.: Differnzierte hypophysäre Proopiomelanocortin-Reaktion bei Stress. In: Deutsche Zeitschrift für Sportmedizin 57 (2006) 3, S. 73-81.

HAMPEL,P./PETERMANN, F.: Anti-Stress-Training für Kinder. 2.Auflage. Beltz Verlag, Weinheim, Basel, Berlin 2003.

HAUSENBLAS, H/DOWNS, D.: Exercise Dependence: A systematic review. In: Psychology of Sports and Exercise 3 (2002), S. 89-123.

HAUSENBLAS, H./GIACOBBI, P.: Relationship between exercise dependence syptoms and personality. In: Personality and Individual Differences 36 (2004), S. 1265-1273.

HEIM, C.: Trainieren bis zur Selbstzerfleischung. In: Geo Wissen 37 (2007) 04/07, S. 168.

HERMANN, H./EBERSPÄCHER, H.: Psychologisches Aufbautraining nach Sportverletzungen. 1. Auflage. BLV, München 1994.

HINRICHSEN, S.: Trainingssteuerung, 2010. Online im Internet: http://www.google.de/imgres?imgurl=http://one2one-system.de/wp-content/uploads/modell1.png&imgrefurl=http://one2one-sys-tem.de/%3Fpage_id%3D34&usg=__WYiGVDqzgrI2Dpp3CoBM6Pcnyl0=&h=478&w=464&sz=24&hl=de&start=0&sig2=Pc9EBUxV-bHwQ0_U78Vp1Q&zoom=1&tbnid=RiitOYMYLLZFvM:&tbnh=150&tbnw=146&ei=gLdMT6ypMJHEswbuhdGwDw&prev=/search%3Fq%3DTrainingssteuerung%26um%3D1%26hl%3Dde%26safe%3Doff%26sa%3DN%26biw%3D1280%26bih%3D898%26tbm%3Disch&um=1&itbs=1&iact=rc&dur=1006&sig=110531910386048297816&page=1&ndsp=17&ved=1t:429,r:5,s:0&tx=76&ty=79 [Stand: 10.02.2012].

HOFFMANN, L: Anorexia Athletica. 1. Auflage. Diplomica Verlag, Hamburg 2009.

JORDAN, B.: Diagnose: Sportsucht. In: Bodylife (2011), 9, S. 68-71.

KANFER, F./SCHMELZER, D.: Wegweiser Verhaltenstherapie. 1. Auflage. Springer Verlag, Berlin 2005.

KRATZER, H.: Die Bedeutung psychologischer Anforderungsanalysen bei der Erarbeitung effektiver Rehabilitationsprogramme. In: ALFERMANN, D./SCHEID, V. (Hrsg.): Psychologische Aspekte von Sport und Bewegung in Prävention und Rehabilitation. Bps-Verlag, Köln 1994, S. 125-128.

KREAMER, W./FLECK, S./CALLISTER, R./SHEALY, M./DUDLEY, G./MARESH, C./MARCHITELLI, L./CRUTHIRDS, C./MURRAY, T./FALKEL, J.: Trainings responses of plasma beta-endorphin, adrenocorticotropin, and cortisol. In: Medicine and Science in Sports and Exercise 21 (1989) 2, S. 146-153.

KNOBLOCH, J./ALLMER, H./SCHACK, T.: Sport und Sucht - Ausdauer- und Risikosportarten. In: POPPELREUTER, S./GROSS, W. (Hrsg.): Nicht nur Drogen machen süchtig - Entstehung und Behandlung von stoffungebundenen Süchten. Psychologie Verlags Union, Weinheim 2000 S. 181-208.

LEBENSTEDT, M./BUßMANN, G. /PLATEN, P.: Ess-Störungen im Leistungssport - Ein Leitfaden für Athlet/innen, Trainer/innen, Eltern und Betreuer/innen. 1 Auflage. Sport und Buch Strauß GmbH, Köln 2004.

LESHNER, A.: Addiction is a brain disease. In: Science, 278 (1997), S. 45-47.

LOCHS, H.: Hungerstoffwechsel, 2003. Online im Internet: http://www.dgem.de/termine/berlin2003/lochs.pdf [Stand: 24.02.2012]

MAYER, J./HERMANN, H.: Mentales Training. 1. Auflage. Springer Medizin Verlag, Heidelberg 2009.

MERKLE, R: Mentales Training durch Vorstellungsübungen, 2011. Online im Internet: http://www.psychotipps.com/mentales-training.html [Stand:12.02.2012].

MEIER, R.: Praxis E-Learning. 1. Auflage. GABAL Verlag, Offenbach 2006.

MEYER, K.: Neurologie – Psychiatrie. Online im Internet: http://www.neuro24.de/ [Stand: 08.12.2011].

MORGEN, W.: Negative addictions in runners. In: The Physican and Sports-Medicine 7 (1979), S. 57-77.

ODGEN, J/VEALE, D./SUMMERS, Z.: The Development and Validation of the Exercise Dependence Questionnaire. In: Addiction Research 5 (1997) 4, S. 343-356.

PARGMAN, D./BAKER, M.: Running High: Encephalin indicted. In: Journal of Drug Issues, (1980) 10, S. 341-349.

PLATEN, P.: Störung des Essverhalten bei Sportlerinnen. In: Deutsche Zeitschrift für Sportmedizin 51 (2000) 3, S. 105-106.

POHL, C.: Soft Skills im Personal Trainer (Fitness)Bereich, 2004. Online im Internet: http://www.dozentenscout.de/Fachartikel/details/Soft-Skills-im-Personal-Trainer-%28Fitness%29-Bereich/879 [Stand:09.02.2012].

POLIVY, J.: Physical activity, fitness, and compulsive behaviors. In BOUCHARD, C./SHEPHARD, R./STEPHENS, T. (Hrsg): Physical activity, fitness and health - International proceedings and consensus statement. Human Kinetics Publisher, Champaign, IL 1994, S. 883-894.

SCHROETER-JANßEN: Marathon-Statistik Deutschland, 2011. Online im Internet: http://marathon.de/news/marathonstatistikdeutschland2011.html [Stand:

26.02.2012].

SCHACK, T.: Laufsucht und Aspekte von Ausdauersport aus einer gesundheitspsychologischen Perspektive. In: STOLL, O./SCHMIDT, U./ZIEMEINZ, H. (Hrsg): Psychologie in Ausdauersportarten. Afra Verlag Butzbach-Griedel 2000, S. 123-145.

SCHLAFFKE, W.: Studienbrief Interdisziplinär. Unveröffentlichtes Studienmaterial. Deutsche Hochschule für Prävention und Gesundheitsmanagement. Saarbrücken 2011, v. 5.0.

SCHLICHT, W.: Wohlbefinden und Gesundheit durch Sport. 1. Auflage. Hofmann, Schorndorf 1995.

SCHULTZ, W.: Sport- und Überlastungsschäden beim Lauf. 1. Auflage. C. Maurer Druck und Verlag, Geislingen und Steige 1988.

SMITH, N.: Excessive weight loss and food aversion in athletes simulating anorexia nervosa. In: Pediatrics 1 (1980) Vol. 66, S. 139-142.

SONNENMOSER, M: Therapie von Essstörungen: Interdisziplinäre Kooperation notwendig. In: Deutsches Ärtzeblatt (2004) 1, S. 36-37.

SPRINGER, A.: Sollen „stoffungebundene Süchte“ als eigenständige Krankheitskategorie gelten? In: BATTHYANY, P./PRITZ, A. (Hrsg.): Rausch ohne Drogen - Substanzungebundene Süchte. Springer Wien 2009, S. 19 – 43.

STEINS, G.: Sozialpsychologie des Körpers. 1. Auflage. Kohlhammer GmbH, Stuttgart 2007.

STOLL, O./ PFEFFER, I./ALFERMANN, D.: Lehrbuch Sportpsychologie. 1. Auflage. Verlag Hans Huber, Bern 2010.

TERRY, A./SZABO, A./GRIFFITHS, M.: The Exercise addiction Inventory, 2003. Online im Internet: http://www.hawaii.edu/hivandaids/The_Exercise_Addiction_Inventory__A_New_Brief_Screening_Tool.pdf [Stand: 13.12.2011].

WANKE, E./PETRUSCHKE, A./KORSTEN-RECK, U.: Essstörungen und Sport. In: Deutsche Zeitschrift für Sportmedizin 58 (2007), 10, S. 374-375.

WEINBERG, R./GOULD, D.: Foundations of Sports and Exercise Psychology. 1. Auflage. Human Kinetics, Champaign,Illinois 1995.

WELSCH, P.: Bewältigung eines Ultratriathlons-Physiologische und psychologische Aspekte extremer Ausdauerbelastung.Veröffentlichte Abschlussarbeit. Medizinische Fakultät der Rheinisch-westfälischen Technischen Hochschule Aachen. Aachen 1993.

WITTMANN, F.: Nerven, Nerven - Die seelische Betreuung im Sport. 1. Auflage. Bartels und Wernitz, Berlin 1976.

WOPP, C.: Entwicklung und Perspektiven des Freizeitsports. 1. Auflage. Meyer und Meyer, Aachen 1995.

WÖRZ, T/LECHELER, J.: Die psyche des Leistungssportlers. 1. Auflage. Pabst Science Publ., Lengrich 2010.

XIE, G./MIYAJIMA, A./YOKOTA, T./ARAI, K./GOLDSTEIN, A.: Chimeric opiod peptides: Tools for identifying opioid receptor types. In: Proceedings of the National Academy of Science of the United States of America 87 (1990), S. 3180-3184.

ZIEMEINZ, H./SCHMIDT, U./STOLL, O.: Psychologie in Ausdauersportarten. 1. Auflage. AFRA, Butzbach-Griedel 2000.

9 Abbildungs-/ Tabellenverzeichnis

9.1 Abbildungsverzeichnis

9.2 Tabellenverzeichnis

10 Anhang

Anhangsverzeichnis

Anhang 1: Men's Health Cover

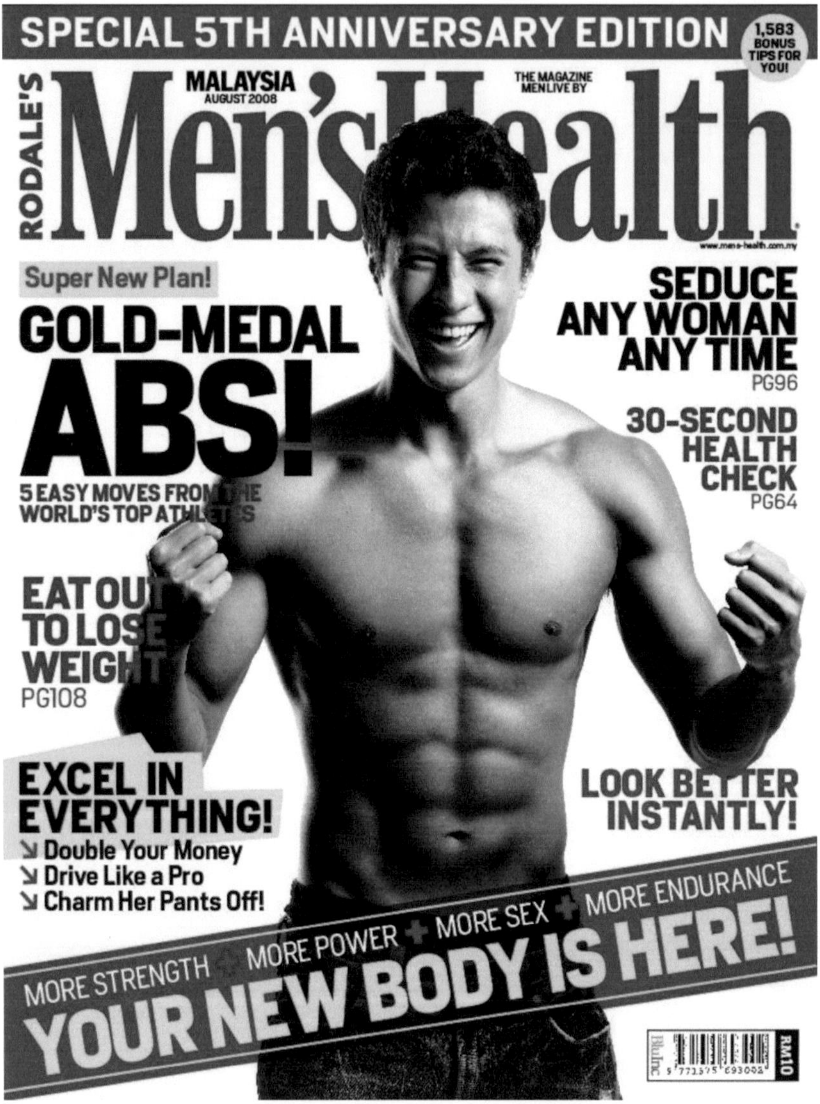

Anhang 2: Meditierender Mönch

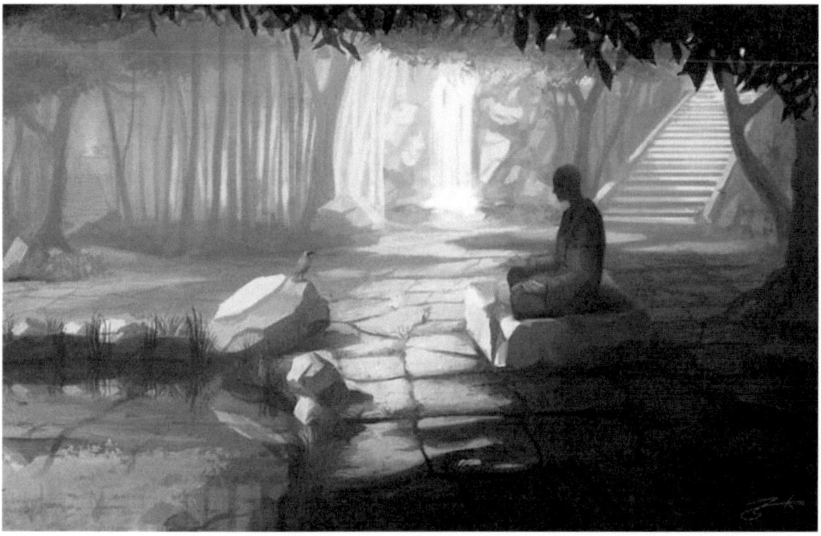

Anhang 3: Fragebogen von ODGEN/VEALE/SUMMERS

APPENDIX
EXERCISE DEPENDENCE QUESTIONNAIRE

Age _____ Sex _____ Weight _____ Height

We would like to know how much you exercise. Please consider exercise as being any structured activity which increases your heart rate eg. running, cycling, aerobics, weight training and complete the following sentence:

I exercise for _____ hours per week.

Below are a series of statements that people have used to describe their attitudes to exercise. Please rate each of the statements by circling the appropriate number for how much it describes your attitude to your own exercise over the past month. Please use the following scale:

Strongly Disagree — Strongly Agree

1 2 3 4 5 6 7

1/ My level of exercising makes me tired at work	1	2	3	4	5	6	7
2/ After an exercise session I feel happier about life	1	2	3	4	5	6	7
3/ If I cannot exercise I feel irritable	1	2	3	4	5	6	7
4/ The rest of my life has to fit in around my exercise	1	2	3	4	5	6	7
5/ After an exercise session I feel less anxious	1	2	3	4	5	6	7
6/ I exercise to look attractive	1	2	3	4	5	6	7
7/ I sometimes miss time at work to exercise	1	2	3	4	5	6	7
8/ After an exercise session I feel that I am a better person	1	2	3	4	5	6	7
9/ If I cannot exercise I feel agitated	1	2	3	4	5	6	7
10/ I exercise to meet other people	1	2	3	4	5	6	7
11/ I hate not being able to exercise	1	2	3	4	5	6	7
12/ I exercise to keep me occupied	1	2	3	4	5	6	7
13/ If I cannot exercise I feel I cannot cope with life	1	2	3	4	5	6	7

14/ I exercise to control my weight	1	2	3	4	5	6	7
15/ I have little energy for my partner, family and friends	1	2	3	4	5	6	7
16/ Being thin is the most important thing in my life	1	2	3	4	5	6	7
17/ I feel guilty about the amount I exercise	1	2	3	4	5	6	7
18/ I exercise to be healthy	1	2	3	4	5	6	7
19/ After an exercise session I feel thinner	1	2	3	4	5	6	7
20/ My level of exercise has become a problem	1	2	3	4	5	6	7
21/ I make a decision to exercise less but cannot stick to it	1	2	3	4	5	6	7
22/ I exercise for the same amount of time each week	1	2	3	4	5	6	7
23/ After an exercise session I feel more positive about myself	1	2	3	4	5	6	7
24/ My weekly pattern of exercise is repetitive	1	2	3	4	5	6	7
25/ My pattern of exercise interferes with my social life	1	2	3	4	5	6	7
26/ I exercise to feel fit	1	2	3	4	5	6	7
27/ My exercising is ruining my life	1	2	3	4	5	6	7
28/ I exercise to prevent heart disease and other illnesses	1	2	3	4	5	6	7
29/ If I cannot exercise I miss the social life	1	2	3	4	5	6	7

Anhang 4: Makrozyklus Kraft-Training

Makrozyklus Kraft Training				
	Mesozyklus 1	Mesozyklus 2	Mesozyklus 3	Mesozyklus 4
Dauer in Wochen				
Trainingsziel				
Trainingshäufigkeit				
Trainingssystem				
Intensität (in %ILB)				
Wiederholungen				
Satzpausen				
Muskelarbeitsweise				
Übungen/Muskelgruppe				
Sätze /Übung				
Ergänzende Tr.-inhalte				

Anhang 5: Makrozyklus Entspannungsverfahren

Makrozyklus Entspannungsverfahren				
	Mesozyklus 1	Mesozyklus 2	Mesozyklus 3	Mesozyklus 4
Dauer in Wochen				
Trainingsziel				
Häufigkeit pro Woche				
Wiederholung				
Pausen				

Anhang 6: Meso- und Mikrozyklus Krafttraining

Meso- und Mikrozyklus Krafttraining							
Leistungsstufe: Mentale Verfassung: Trainingsziel:						Satzzahl/Übung: Satzpausen:	
Übungen	Dauer	Woche 1 ___ % ILB	Woche 2 ___%ILB	Woche 3 ___%ILB	Woche 4 ___%ILB	Woche 5 ___%ILB	Woche 6 ___%ILB

Anhang 7: Meso- und Mikrozyklus Entspannungsverfahren

Meso- und Mikrozyklus Entspannungsverfahren							
Leistungsstufe: Mentale Verfassung: Trainingsziel:						Satzzahl/Übung: Satzpausen:	
Übungen	Dauer	Woche 1 ___ % ILB	Woche 2 ___%ILB	Woche 3 ___%ILB	Woche 4 ___%ILB	Woche 5 ___%ILB	Woche 6 ___%ILB

Anhang 8: Makrozyklus Ausdauertraining

Makrozyklus Ausdauertraining				
	Mesozyklus 1	Mesozyklus 2	Mesozyklus 3	Mesozyklus 4
Dauer in Wochen				
Trainingsziele				
Trainingshäufigkeit/Woche				
Trainingsmethoden				
Intensität von Hf.max				
Dauer pro TE				
Trainingsgeräte				

Anhang 9: Meso- und Mikrozyklus Ausdauertraining

Meso- und Mikrozyklus Krafttraining Leistungsstufe: Satzzahl/Übung: Mentale Verfassung: Satzpausen: Trainingsziel:						
	Woche 1	Woche 2	Woche 3	Woche 4	Woche 5	Woche 6
Dauer in Wochen						
Trainingsziel						
Trainingsmethode						
Intensität						
Trainingsdauer						
Trainingsgerät						